JACQUES FONTAINE

Terrain acidifié

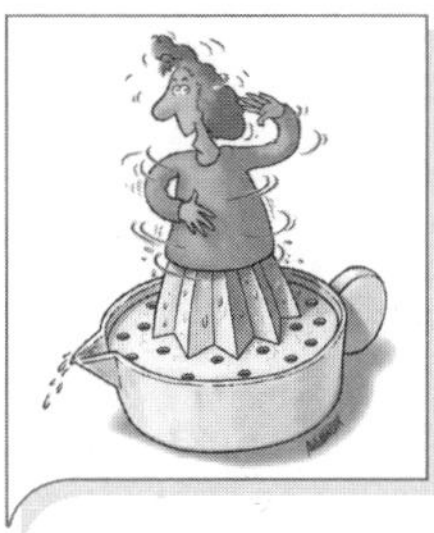

L'équilibre acido-basique au quotidien

jouvence
EDITIONS

Dans la même collection

L'art d'avancer en âge, Claude-Suzanne Didierjean-Jouveau & Martine Lagagnier, 2014
Les trésors du cycle de la femme, Maïtie Trélaün, 2014
Masser bébé, Rachel Izsak, 2014
Les 21 clés d'une vie épanouissante, Cécile Kapfer, 2014
L'index glycémique, Marie-Laure André, 2014
Les Additifs alimentaires, Marie-Laure André, 2013
La (bonne) santé des enfants non vaccinés, Dr Françoise Berthoud, 2013
Alimentation : les bons choix, René Longet, 2013
Devenez Locavores, Catherine Choffat, 2012
Maman bio : mode d'emploi, Karina Perez, 2011

Catalogue gratuit sur simple demande

Éditions Jouvence
France : BP 90107 – 74161 Saint-Julien-en-Genevois Cedex
Suisse : CP 89 – 1226 Thônex (Genève)
Site internet : **www.editions-jouvence.com**
Mail : info@editions-jouvence.com

ISBN 978-2-88911-517-4

Dessin de couverture : Jean Augagneur
Maquette d'intérieur et de couverture : Stéphanie Roze
Suivi éditorial et composition intérieure : Quarma Productions

Ce livre est dédié à
Séverin-Marie Friberg
sans lequel ce livre n'aurait pas vu le jour ;
Marie-Claude, ma femme,
pour son soutien sans faille ;
Nicolas, mon fils et Aurélie, ma fille
afin que leur futur questionnement trouve des réponses ;
Ma maman pour son inspiration et sa philosophie ;
Toute personne sur le chemin du bien-être et de la santé,
cherchant une ouverture de conscience.

Pictogrammes

- **À retenir**
- **ATTENTION**
- **Bon à savoir**
- **Conclusion**
- **Exercice**
- **Huile essentielle**
- **Le petit plus**
- **Le saviez-vous ?**
- **Pour aller plus loin**
- **Recette**
- **Témoignage**
- **Trucs et astuces**
- **Un peu d'histoire**
- **Zoom**

Notre collection **Maxi-Pratiques** se veut claire, lisible, didactique et facile d'accès. Elle comporte des rubriques reconnaissables par des pictogrammes (ci-dessus); vous accédez ainsi à l'essence de nos livres rapidement (chaque livre ne contient pas forcément tous les pictogrammes présents). Bonne lecture et bien du plaisir!

Sommaire

Introduction

L'évolution de la science et de la recherche de pointe nous permet de mieux comprendre le fonctionnement de l'être humain. La tendance actuelle, qui est peut-être un aboutissement, une prise de conscience, nous ouvre les yeux sur les interactions biologiques qui font ce que nous sommes. Nous redécouvrons ainsi que cette science est complémentaire au savoir traditionnel de nos ancêtres, qu'il soit de l'Occident ou de toute autre partie du monde. Les lois qui régissent notre vie sur cette terre, et en particulier la santé globale, dite holistique, font appel à des concepts physiques, psychiques, sociaux, énergétiques, environnementaux, etc. L'énergie qui nous anime dépend principalement de notre vitalité héréditaire de base, c'est-à-dire de l'expression de notre génétique très fortement modulée par les contraintes de notre environnement général, par notre psyché et par les apports nutritionnels en particulier. Ces derniers entretiennent la construction, le renouvellement puis l'élimination des cellules usagées et des toxines. Le support de base de ces échanges est l'eau. L'eau dans notre corps constitue les liquides organiques : sang, lymphe, sucs digestifs, urine, sueur, c'est ce qu'on appelle le terrain humoral. Toute modification de la composition du terrain, comme celle de l'équilibre acido-basique par exemple, entraîne une perturbation de la Vitalité et par conséquent l'apparition de troubles et de maladies.

À la base physiologique, l'acidification est à notre époque, une des perturbations principales du terrain.

Nos ancêtres étaient physiquement plus petits, plus trapus, plus larges d'épaules, avec une ossature importante ; ils étaient « concentrés en matière » – (constitution carbonique des homéopathes)[1]. On retrouve cette constitution plutôt dans les campagnes, associée au travail physique. La nourriture des siècles passés, plus riche en végétaux et en produits consommés intégraux, était plus alcalinisante qu'à notre époque. Dans la préhistoire, elle l'était encore plus. On a estimé que la quantité de vitamine C issue des végétaux (qui sont alcalinisants) pouvait être jusqu'à 6 fois plus élevée qu'à notre époque[2].

L'homme d'aujourd'hui à quelques exceptions près est plus fin, plus allongé avec une masse osseuse plus faible, il est « déconcentré en matière » – (constitutions phosphorique et fluorique des homéopathes). Ceci s'explique principalement par notre mode de vie hyperactif qui augmente la combustion dans nos cellules et par un apport qualitatif alimentaire insuffisant. Ces constitutions sont plutôt associées au travail mental et aux activités sédentaires.

Nous abusons d'aliments raffinés, dévitalisés, carencés en minéraux et en oligo-éléments. Les minéraux contenus dans nos os et autres tissus sont sans arrêt mobilisés pour remplacer ceux que devrait apporter l'alimentation. L'équilibre acido-basique, fonction organique très importante, est ainsi modifié, créant les conditions idéales au développement de maladies modernes. *La circulation perturbée de ces minéraux et les déchets toxiques produits, provoquent une hyperacidité tissulaire devenant souvent chronique et qui peut affecter la respiration, la nutrition et l'intégrité des membranes cellulaires. Ceci favorise des processus inflammatoires indésirables en diminuant la vitalité et la longévité des cellules.* Les troubles et les maladies déclenchées seront en rapport direct avec l'organe ou l'endroit du corps touché, l'ancienneté de la perturbation métabolique, la vitalité et la réactivité de l'individu.

Voici quelques pathologies et troubles ayant un rapport direct ou indirect avec l'acidification du terrain et le métabolisme minéral (soit comme cause, soit comme conséquence) :

- ↗ les rhumatismes non infectieux, la goutte, les lithiases rénales et biliaires...
- ↗ les maladies auto-immunes et dégénératives : le diabète sucré, le cancer, la plupart des arthroses...
- ↗ un seuil général de la douleur abaissé, les douleurs articulaires et musculaires, les crampes et les courbatures, les névralgies ;
- ↗ la spasmophilie, la décalcification, l'ostéoporose, la carie dentaire...
- ↗ certaines allergies et certains eczémas, les démangeaisons, les ongles et les cheveux cassants, la peau excessivement sèche...

- certaines perturbations digestives : pyrosis, ulcères, gastrites, colites, constipation, hépatisme, langue chargée, mauvaise haleine...
- certains troubles psychiques : fatigue surtout matinale, irritabilité, déprime, hyperémotivité, migraine ;
- certains troubles respiratoires : rhinites, otites, sinusites à répétition, angines...
- la plupart des maladies chroniques produisent de l'acidité...

« Lorsque nous avons été soumis longtemps
au surmenage, ou lors de maladies graves et prolongées,
nous accumulons beaucoup d'acides
dans notre organisme
et il faut longtemps pour les éliminer. »

Doctoresse C. Kousmine

1. L'équilibre acido-basique

Paramètre dynamique fondamental

L'équilibre acido-basique est un des paramètres dynamique fondamental qui favorise les échanges biochimiques de notre physiologie. Les variations infimes de son unité de mesure de base, le pH, sont exponentielles et s'ajustent au moyen d'un système de contrôle complexe de tampons physiologiques que l'on peut favoriser ou non. De même, l'apport externe et la production interne de composés à tonalité « acide » peuvent être modulés. Cette modulation colle à notre rythme physiologique personnel lié aux rythmes cosmiques dans lesquels nous baignons.

Notion de pH

Pour bien comprendre le rôle de l'équilibre acido-basique dans l'organisme, il nous faut d'abord préciser son unité de mesure : **le pH**. L'eau pure (H_2O) est composée de deux atomes d'hydrogène fixés à un atome d'oxygène ; lorsqu'on examine cette eau, on peut constater qu'une infime partie de ces molécules d'H_2O s'est dissociée ou séparée en ions, des particules chargées électriquement : H^+ (acide) et OH^- (alcalin). Le premier de ces éléments a une attirance pour les électrons qui eux sont naturellement chargés négativement, le deuxième pour les protons qui eux sont naturellement chargés positivement. Dans l'eau pure, cette dissociation reste égale pour les deux parties, le pH est neutre. Lorsqu'il y a adjonction d'une substance aux propriétés acides ou alcalines, la concentration de H^+ ou de OH^- varie.

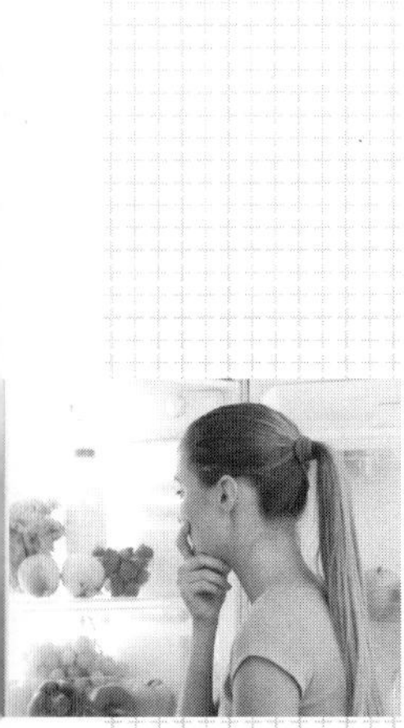

Le pH est une mesure logarithmique de concentration des ions H^+ dans une solution. L'échelle de mesure commence à 0, (milieu extrêmement acide et saturé en ions H^+) et se termine à 14, (milieu extrêmement alcalin et saturé en ions OH^-). À une variation d'une unité sur cette échelle correspond une modification de concentrations H^+ de dix fois. Par exemple, pour un pH de 5 par rapport à un pH de 7 (la neutralité) – la concentration en acides sera (dix fois dix) cent fois plus élevée.

Le pH, un paramètre fondamental.

Il faut savoir que le pH est un des paramètres fondamentaux de la vie. Ses variations ou sa stabilité font partie intégrante des échanges biochimiques en général et de l'organisme humain en particulier. Nous pouvons citer comme exemple le système digestif : les aliments, transformés dans les organes digestifs, le sont par des sécrétions enzymatiques spécifiques, actives seulement à un pH précis. Généralement, le pH de l'estomac, la nuit, est d'environ 1,5 et varie pendant la digestion de 2 à 5. À la sortie de l'estomac, dans la première partie de l'intestin grêle, il y a neutralisation sous l'action des sécrétions biliaires, intestinales et pancréatiques vers un pH de 7. Dans la dernière partie, le pH redescend vers 6. Puis, au début du côlon, le pH est proche de 6,5 et remonte progressivement à 8 en fin d'organe[3].

Mesurez votre pH urinaire

pH = unité de mesure du degré d'acidité ou d'alcalinité

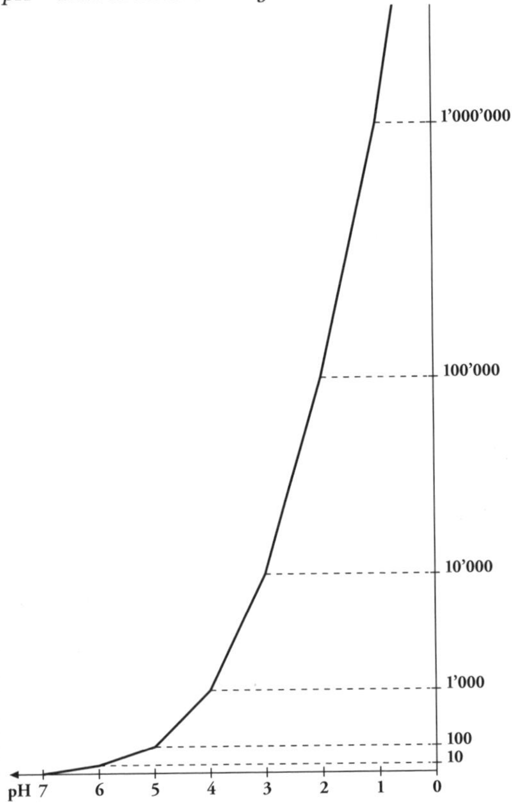

Concentration en ions H+
ou en acidité par unité pH

7 = neutralité = zéro acidité

$1H^+ + 1OH^- = 1H_2O$

L'échelle de mesure va de 0 à 14. Le chiffre 7 indique un rapport d'équilibre entre les acides et les bases ; c'est-à-dire un pH neutre. Les bases ou corps alcalins, sont les substances qui ont des caractéristiques inverses à celles des acides.

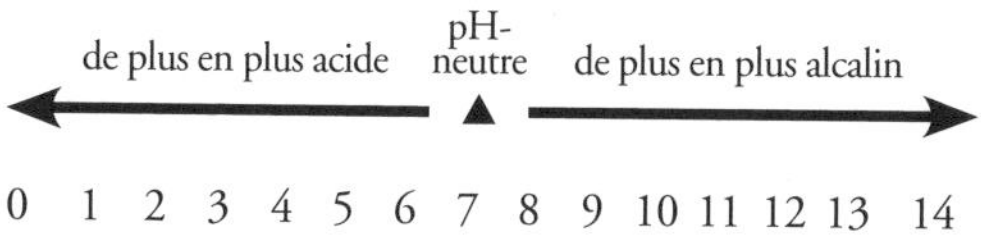

Plus l'acidité est grande, plus le pH est faible : de 7 à 0. Zéro étant l'acidité absolue, c'est-à-dire la plus forte concentration d'ions H^+.

Plus l'alcalinité est grande ou moins un corps est acide, plus le pH est élevé : de 7 à 14. Quatorze représente l'alcalinité absolue, c'est-à-dire la plus faible en ions H^+.

Le milieu où le liquide le plus stable de l'organisme est le sang avec un pH compris entre 7,36 et 7,42. Cette stabilité est très importante et toute variation supérieure est généralement pathologique. Lorsque le pH sanguin atteint par exemple 6,95, il y a coma et arrêt cardiaque ; à pH 7,7 ; on devient très irritable et à l'extrême des crises de tétanie, des convulsions, pouvant aller jusqu'à la mort, peuvent survenir[4].

Moins un corps est acide, plus le pH est élevé.

Les systèmes tampons

La stabilité du pH sanguin est maintenue par tout un système hiérarchique, fonctionnant en cascade ou simultanément : les systèmes tampons plasmatiques et globulaires.

Schématiquement et sans entrer dans des détails techniques, un système tampon est composé d'un couple d'acide et de base faible (souvent lié à des minéraux) en interaction. Chaque système tampon est capable d'une activité de neutralisation à un intervalle de pH précis.

Les principaux acteurs de l'équilibre acido-basique sont les reins et les poumons. Le premier par ses fonctions d'élimination, de récupération et de synthèse des systèmes tampons et le deuxième par sa capacité de combustion de l'oxygène et d'élimination de gaz carbonique (élément acide).

Chaque système tampon est capable d'une neutralisation.

Les molécules tampons au caractère acide ou basique sont fournies après transformation, simultanément par l'alimentation, la respiration, l'eau mais aussi par prélèvement dans nos réserves (minéraux contenus dans notre ossature, nos muscles, nos ligaments et nos tendons, nos cartilages). L'équilibre acido-basique du sang nécessite donc une quantité de réactions complexes concernant l'organisme dans son entier.

Bon à savoir

Certains médicaments ont la capacité d'augmenter le pH urinaire (acétazolamide, citrate de potassium et bicarbonate de sodium) et d'autres peuvent l'abaisser (chlorure d'ammonium, chlorothiazide, diurétiques et méthénamine mandelate)[5].

Tester l'urine

Un des moyens de contrôle des variations acido-basiques consiste à tester l'urine. Le test de l'urine n'est pas un test parfait et il pourrait, dans certains cas, être complété par des examens sanguins et des calculs nutritionnels.

Située en bout de chaîne métabolique, l'urine nous indique, par sa composition, d'éventuelles perturbations en amont. Expérimentalement, mesuré en dehors de la première miction du matin, son pH devrait être normalement compris entre 6,5 et 7,5. Les variations du pH urinaire tendent généralement vers une légère acidité, mais des valeurs habituelles inférieures à 6,5 sont anormales et demandent une correction. Les variations supérieures à 7,5 le sont moins et se corrigent généralement d'elles-mêmes. L'urine devrait habituellement avoir une couleur jaune marquée et une odeur bien présente, signes d'une élimination toxinique correcte.

ATTENTION

Si le pH urinaire se situe constamment en dessous, voire bien plus bas que 6,5, il convient de mettre en place un correctif. Pour une personne en bonne santé mais souhaitant améliorer ce paramètre dans un but de prévention, une alimentation alcalinisante devrait suffire à rétablir une bonne valeur. En cas de problème de santé avéré, une correction alimentaire indispensable ne suffira pas, elle devra obligatoirement s'accompagner de la prise de sels minéraux alcalinisants. D'autres mesures complémentaires seront développées à ce sujet en fin d'ouvrage.

Le test de l'urine

Accessoires nécessaires

Un gobelet en plastique – un crayon et du papier – du papier indicateur de pH.

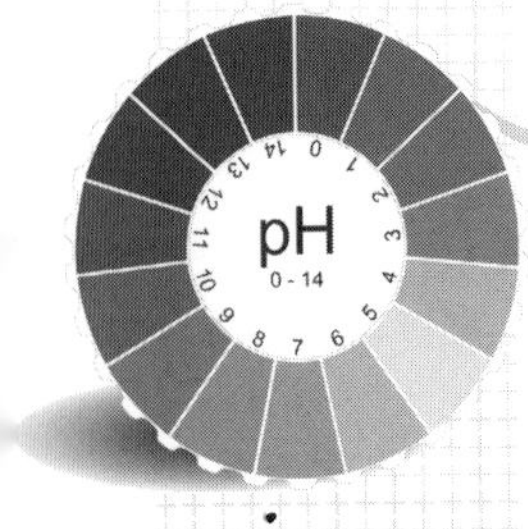

Le papier indicateur de pH est une sorte de papier buvard imprégné de réactifs qui changent de couleur en fonction des caractéristiques plus ou moins acides ou alcalines d'une solution aqueuse. On trouve cet accessoire dans les drogueries, les pharmacies et les magasins diététiques. Celui de la maison Merck est le plus connu mais la plupart des marques fournissant des sels minéraux alcalinisants les proposent.

Principe

Prélever une petite quantité d'urine au moins une fois par jour, le matin (après la première miction). Pour une évaluation plus significative, prélever aussi avant le repas de midi et avant le repas du soir. Tremper le papier réactif, lire après 10 secondes, comparer la couleur sur la tabelle, relever chaque fois la valeur. Tester pendant 10 à 15 jours.

Les cycles du nettoyage physiologique

Il nous faut maintenant préciser quelques interactions fondamentales impliquées dans la régulation acido-basique. Le premier élément concerne la chronobiologie : la physiologie de l'homme éveillé n'est pas la même que celle de l'homme endormi.

Le jour, on produit de l'énergie en vue d'activités physiques, de mouvements ; la nuit est réservée au nettoyage, à la réorganisation et la reconstruction de nos cellules usagées. Lors de siestes, de séances de relaxation ou de méditations, ce processus s'enclenche aussi partiellement. L'alternance régulière de ces deux états nécessite une action neuroendocrinienne, c'est-à-dire une combinaison des effets puissants du système nerveux végétatif et des glandes hormonales sur les organes de l'assimilation, du métabolisme et de l'élimination[6].

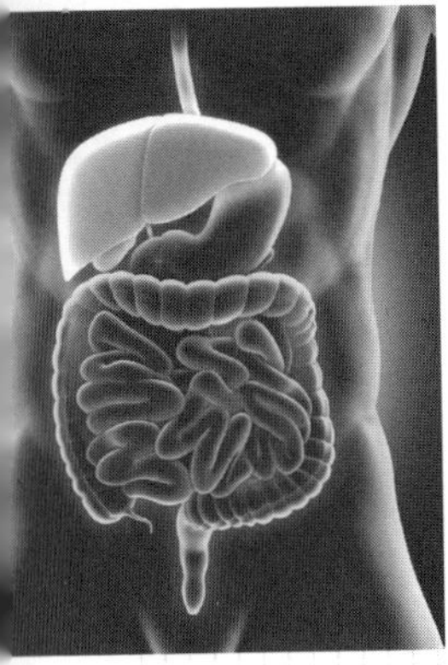

Le jour

Assimilation : les organes digestifs fonctionnent à plein rendement et déversent nutriments et toxines acides dans la circulation sanguine vers le foie.

Métabolisme : le foie transforme une partie des nutriments en produits utilisables et neutralise faiblement les acides qui retournent au sang. Le tissu conjonctif (un quart du volume corporel) utilise une partie des nutriments et stocke les toxines acides excédentaires.

Élimination : les reins éliminent faiblement les acides non volatils, les poumons éliminent fortement les acides volatils.

La nuit

Assimilation : les organes digestifs sont au repos.

Métabolisme : le tissu conjonctif déverse dans la circulation sanguine l'excès d'acides stockés pendant la journée.

Le foie les transforme et les neutralise fortement, puis les évacue dans le sang.

Élimination : les reins éliminent fortement les acides non volatils, les poumons éliminent faiblement les acides volatils.

Les acides non volatils ou acides forts (acides uriques, sulfuriques, phosphoriques, etc.), issus principalement de la transformation des protéines, sont plus difficilement évacués et nécessitent une action conjointe importante du foie et des reins.

Les acides volatils ou acides faibles (acides carboniques, citriques, oxaliques, lactiques, pyruviques, etc.), issus principalement de la combustion des hydrates de carbone et des protéines végétales, produisent de l'eau et du gaz carbonique évacués surtout le jour par les poumons. Pour bien les métaboliser, l'organisme doit être « actif » et « chaud ».

À retenir

La neutralisation et l'élimination de ces deux types d'acides font appel à un système de tamponnage intègre et performant. Tout dépassement du système mobilisera excessivement notre réserve de bases minérales présente dans le tissu conjonctif (principalement l'ossature) et occasionnera une déminéralisation et un encrassement plus ou moins important des tissus. En effet, les sels minéraux libérés dans la circulation sanguine auront tendance à se déposer anarchiquement dans le système circulatoire, le tissu conjonctif mou et autour des articulations.

Le tissu conjonctif fait office de réserve nutritionnelle et de poubelle.

C'est une véritable zone tampon entre la circulation sanguine et les cellules nobles (cellules musculaires et nerveuses). Sa consistance varie sous l'influence d'une enzyme : la hyaluronidase. La journée, par l'absence de cette enzyme et par la présence des acides, le tissu conjonctif tend vers l'aspect d'un gel ferme. La nuit à l'inverse, il tend vers une solution visqueuse. *Si les acides en excès ne sont pas éliminés, année après année, ils s'accumulent ; le tissu conjonctif perd sa consistance variable propice aux échanges et il durcit. Il est alors de moins en moins capable d'assumer son rôle nutritionnel.* Il se produit un état de souffrance organique entraînant la mort cellulaire par irritation, malnutrition et asphyxie.

C'est l'un des mécanismes connus du vieillissement prématuré et il pourrait être impliqué dans la genèse des maladies de civilisation, dégénératives et auto-immunes[7]. En effet, un conflit semble naître au niveau cellulaire entre les forces de nettoyage et de défense du système immunitaire (globules blancs : macrophages, lymphocytes et anticorps) et les forces de reconstruction (messages de l'ADN, duplication de nouvelles cellules).

Les premières semblent débordées localement et attaquent les cellules nobles noyées dans un environnement toxique (nous ne savons pas encore pourquoi une reconnaissance précise de la bonne cible n'est plus possible).

Les deuxièmes doivent intervenir dans un milieu perturbé ; des cellules peuvent proliférer anormalement, sans véritable contrôle policier de notre immunité.

Il y a une véritable balance entre le pH sanguin très stable et le pH tissulaire. Lorsque le sang tend vers l'alcalose, le tissu conjonctif tend vers l'acidité : ceci s'explique par l'alternance chronobiologique des phénomènes de remplissage et d'élimination de ces tissus face aux métabolites « acides ».

L'élimination maximale se situe entre 22 h et 11 h.

L'élimination maximale des acides tissulaires se situe entre 22 h et 11 h du matin, c'est pourquoi le pH de l'urine nocturne est très bas. C'est pour cette raison que, dans le test de l'urine, on ne tient pas compte de la première miction du matin, c'est l'activité éliminatoire diurne uniquement qui est testée.

Cycles cosmiques, traditions et énergie

L'imbrication des multiples facteurs dynamiques qui influencent les cycles de l'élimination, de l'assimilation et des comportements humains est partiellement connue actuellement. La science qui étudie ces phénomènes s'appelle : la chronobiologie, c'est un chapitre important étudié par les physiologistes. L'observation de l'infiniment

Drainage, jeûne, et cycles d'énergie.

petit, l'étude de la cellule vivante et l'établissement de paramètres scientifiques des mouvements biologiques sont bien sûr d'une utilité incontestable. Cependant, nous ne devons pas oublier que l'homme est plongé dans les rythmes cosmiques et dans ses propres rythmes biologiques depuis des millions d'années d'évolution. Ceux-ci ont déterminé des comportements réflexes d'adaptation, le fameux bon sens « populaire » visant par exemple la détoxication et le repos physiologique. Il en reste quelques traces dans la sagesse des traditions ancestrales d'ici et d'ailleurs.

En Occident par exemple, on place des jeûnes partiels : le printemps pendant le carême ou une fois par semaine le vendredi ou à chaque pleine lune ; en Suisse, nous vivons aussi en automne le Jeûne fédéral. La nature elle-même, par la croissance et la maturité de certaines plantes à des moments-clés, présente des opportunités de soins. La médecine populaire proposera alors à des moments particuliers, des plantes drainantes comme l'ail des ours, le pissenlit, la chicorée, l'endive, l'artichaut, le raisin ou le citron, etc.

En Orient, chaque civilisation est rythmée par des moments de restrictions alimentaires à des périodes précises. Les Chinois connaissent très bien les cycles d'énergie qui transitent dans notre corps. Il est intéressant de constater ici que le « connaître », le « vivre » et l'« agir » sont souvent synchronisés sur « l'instant » et que la perte de cette synchronisation devient alors source de maladies. Le symptôme et la surcharge acide deviennent alors l'objectivation d'un déséquilibre de vie plus profond, une perte de lien à soi-même et à la nature. Y sont impliqués la façon de penser, le rythme de vie, l'environnement.

Avant les symptômes physiques, les Chinois disent pouvoir détecter des perturbations énergétiques sur les méridiens d'acupuncture. Au nombre de 12, ils sont couplés à un ou plusieurs organes. L'énergie transite d'un méridien à l'autre et donc d'un organe à l'autre selon un rythme journalier et annuel. Les reins et la vessie, par exemple, ont un maximum d'énergie entre 15 et 19 h, le foie et la vésicule biliaire entre 23 et 03 h, l'estomac, la rate et le pancréas entre 07 et 11 h. Conséquences concrètes pour respecter le potentiel de ces cycles : il faut s'hydrater et activer la diurèse dans l'après-midi, éviter les surcharges graisseuses et protéiques au repas du soir et la nuit, consommer un vrai repas au petit déjeuner le matin (protéines et matières grasses de toutes sortes, glucides complets).

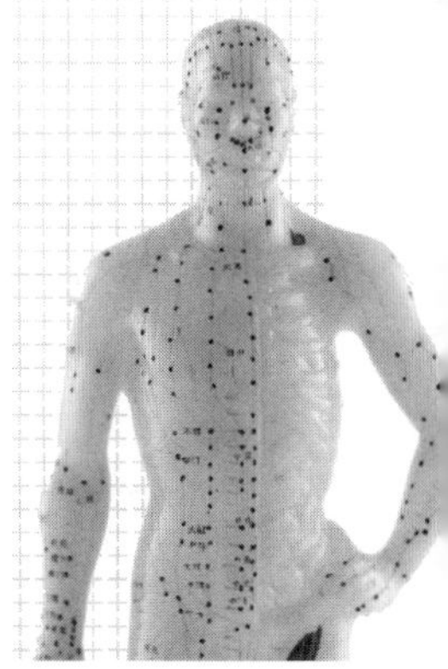

Les organes doivent s'adapter aux saisons.

L'hiver, le rein et la vessie ont plus de travail. Les aliments consommés sont plus concentrés en macronutriments (protéines, graisses, sucres et sels minéraux) et moins frais. Nous bougeons moins et produisons plus d'acides. Le printemps, c'est le foie et la vésicule biliaire qui sont sollicités pour éliminer les excès de stagnation de l'hiver. L'été, le cœur et l'intestin grêle sont particulièrement mis à contribution pour la dépense d'énergie et l'assimilation. À l'automne enfin, les poumons et le gros intestin doivent s'adapter à l'inversion de température, d'humidité, etc. Les Chinois ont aussi déterminé une cinquième saison où le temps est souvent maussade et indistinct, cette saison correspond au travail spécifique de l'estomac, de la rate et du pancréas, période où l'on évitera d'entreprendre de grands changements fondamentaux comme des drainages importants ou des traitements de fond. Selon ces principes de chronobiologie des organes, il serait fort souhaitable de préserver particulièrement des agressions métaboliques et psychologiques, mais aussi de soutenir les organes concernés dans les périodes spécifiques.

Nous reviendrons partiellement sur les concepts cycliques de l'élimination toxinique dans la partie traitement des surcharges acides et des pathologies qui y sont liées.

Conclusion

Le pH acide de beaucoup de toxines produites par notre organisme est considéré comme normal et physiologique. *Une acidité excessive colle fortement à notre façon de vivre tout en accéléré, hors du bon sens des rythmes de la nature, ne considérant pas à sa juste valeur par exemple, une alimentation intégrale qui serait génétiquement adaptée*[8]. Ce pH est fortement accentué par un dysfonctionnement digestif des bactéries de nos intestins, par une alimentation trop riche en calories rapidement absorbées comme les sucres raffinés (acides faibles) et par la quantité excessive de protéines animales (acides forts). La gestion correcte de l'équilibre acido-basique mobilise notre physiologie et ses mécanismes d'assimilation, de détoxification et d'élimination. L'équilibre sera toujours recherché et nous serions bien inspirés de percevoir en filigrane, la rythmicité perdue, dans les domaines de l'alimentation, de la psychologie, dans le monde de l'énergie, de l'environnement et de ses cycles cosmiques. L'homme est ainsi au carrefour de la multiplicité de ces phénomènes et de ces influences. Il en détient la clé par sa capacité de conscientisation, son observation et sa connaissance. La nature nous paraît bien faite. Même si arrêter de vieillir et de mourir est impossible, mieux vivre, retrouver ou maintenir un équilibre interne en acides et en bases semblent accessibles par une porte d'entrée de ce type.

Peut-être est-ce dans plus de simplicité, d'authenticité humaine et à travers une certaine intuition ?

2. L'acidification

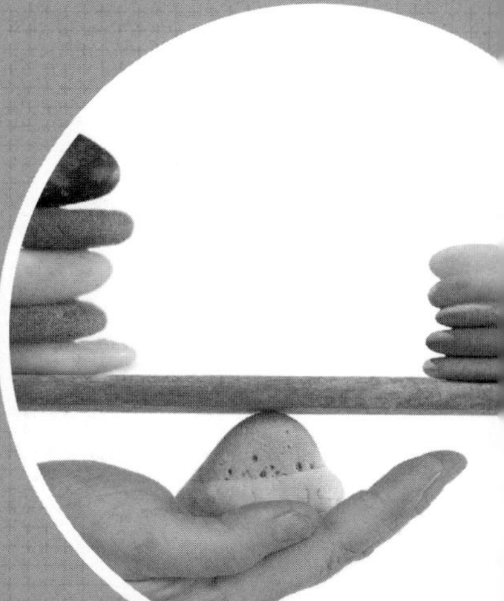

Dysfonctionnement

stress

Un dysfonctionnement des bactéries contenues dans notre intestin est capable d'entretenir un état d'acidité organique. Celui-ci est qualitativement influencé par ce que l'on mange dès la naissance. L'apport alimentaire peut être acidifiant, alcalinisant, acide et pourtant alcalinisant. Le psychisme (stress, surmenage, négativité) influence la production d'acides endogènes et peut diminuer l'élimination des acides excédentaires, de même que le manque de mouvement et le manque de ventilation pulmonaire.

Les causes

Les perturbations du microbiote intestinal : processus de fermentation et de putréfaction

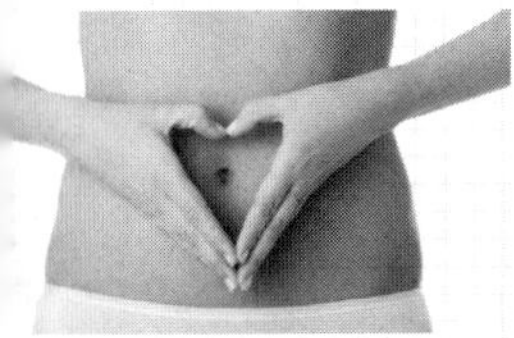

L'ensemble de la flore intestinale constitue une véritable famille de plus de 500 bactéries différentes qui doivent vivre en équilibre. Elle constitue un véritable « organe », probablement le plus important du corps. Les recherches de pointe actuelles ont mis en lumière que cet organe possède de multiples fonctions, par exemple, de synthèse de glucides, de protéines, de matières grasses, de vitamines, de neurotransmetteurs (70 % de ceux produits par le corps) ainsi que des capacités de détoxification et de réglage du système immunitaire, rien que ça[9] ! La mise en place d'une flore intestinale saine commence à la naissance par accouchement naturel par voie basse et contact avec la flore vaginale et rectale de la maman. Un accouchement par césarienne en milieu stérile modifie déjà les intrants d'une flore intestinale équilibrée. Par la suite, un environnement naturel non aseptisé, le contact avec le sol soutenu par une hygiène générale pas trop excessive vont élargir la palette des bactéries utiles avec lesquelles nous allons entrer en contact. Interfère ensuite l'impact favorable d'une alimentation variée, vivante, saine, plutôt végétale et pas trop cuite. Les médicaments, le stress, le manque de mouvement et des erreurs nutritionnelles aboutissent à des excès de fermentation et de putréfaction intestinales qui péjorent une flore naturellement équilibrée. *Si le microbiote intestinal est perturbé de façon importante (on parle de dysbiose intestinale), la production d'acides indésirables va augmenter, un état inflammatoire consécutif pourrait par exemple accélérer la déminéralisation* (Donatini 2013).

D'une façon générale, les processus de fermentation et de putréfaction sont indispensables à notre physiologie digestive. Fermentation et putréfaction sont antagonistes. Les bactéries de fermentation évoluent particulièrement en milieu acide, celles de putréfaction préfèrent un milieu alcalin. Les fermentations acides protègent d'un excès du phénomène de putréfaction dans la partie terminale de l'intestin grêle ainsi que dans une bonne partie du côlon. Dans la dernière partie de cet organe, la masse fécale devient progressivement alcaline. Les glucides étant majoritairement

Les bactéries de fermentation évoluent mieux en milieu acide.

digérés, la flore de fermentation meurt et laisse se développer celle de putréfaction. Ce processus va permettre la digestion des protéines malheureusement non dégradées en amont, mais aussi celles contenues dans les bactéries digestives mortes ainsi que dans les desquamations naturelles de la muqueuse intestinale.

Une fermentation indésirable va être produite par l'excès de consommation de glucides simples aux différents repas et collations. Cet excès de fermentation est acidifiant mais une partie des acides formés dans la lumière intestinale sera neutralisée par les sécrétions alcalines de la muqueuse et une partie sera utilisée par l'organisme. Quand la fermentation devient trop importante, elle va produire beaucoup de gaz intestinaux qualitativement inodores (gaz carbonique). Pour les sucres simples, il se dégage de l'hydrogène ; les sucres complexes et les fibres solubles dégagent du méthane, un peu plus « odorant ».

La putréfaction siégeant dans la dernière partie du côlon est plus confidentielle à l'état normal et, résulte de la dégradation des protéines en composés toxiques (amines, ptomaïnes, corps aromatiques). Si elle devient trop importante, la production de gaz nauséabond (hydrogène sulfuré) signale la présence de toxines à éliminer. Les selles sentent alors mauvais.

Trucs et astuces

Une langue chargée en particulier le matin constitue un indicateur utile, signe que, pendant la nuit, le foie débordé n'a pu faire son travail d'élimination correctement. Il est entre autres conseillé d'alléger le repas du soir pour permettre à cet organe de mieux fonctionner.

Le pH dans le tractus intestinal est particulièrement important. Si à la sortie de l'estomac, dans la première partie de l'intestin grêle (le duodénum), le pH est trop acide, la digestion des graisses et surtout celle des protéines restent incomplètes. Leurs dégradations se produisent dans l'intestin grêle et dans le côlon, c'est-à-dire trop tard. Alors, le processus de putréfaction domine le processus normal de fermentation. Ceci provoque une tendance à la constipation et une auto-intoxication par les ptomaïnes que le foie devra dégrader, il y a alors augmentation des risques de dégénérescence du côlon.

Lorsque les repas sont trop pauvres en sucres complexes et que l'ensemble des glucides sont déjà digérés et absorbés dans le cæcum (première partie du gros intestin), le processus de fermentation physiologique du côlon diminue et celui de putréfaction domine. La consommation de sucres complexes et de fibres végétales constitue un excellent moyen de lutter contre la putréfaction intestinale. On les trouve principalement dans les légumes, les légumineuses, les fruits, les céréales consommés intégraux.

ATTENTION

Les perturbations sérieuses du microbiote intestinal (dysbiose) demandent de nombreux mois, voire années, pour être traitées, moyennant plusieurs techniques personnalisées : tests respiratoires et désinfection intestinale (Donatini 2013), alimentation spécifique et lavements (méthode Kousmine), compléments probiotiques et prébiotiques, interventions énergétiques et de résonance, etc.

Bon à savoir

Le sucre blanc et les céréales raffinées favorisent une prolifération des bactéries colibacillaires génératrices elles-mêmes d'acide oxalique.

L'excès de protéines animales, en particulier celles de la viande, augmente les putréfactions intestinales dont elles sont principalement responsables.

Pour bien débuter une digestion, il faut bien mastiquer. Cet acte majeur particulièrement appliqué aux aliments carnés évite de fournir un milieu de culture propice à une putréfaction excessive.

Les aliments acides et acidifiants

Ici, nous devons faire la différence entre les aliments dits « acides » et ceux dits « producteurs d'acides ».

Les premiers ne sont pas acidifiants pour tout le monde. Leurs effets dépendent de la constitution personnelle et de la capacité métabolique individuelle à l'égard des acides. Ils ont un goût acide en eux-mêmes (fruits, en particulier les agrumes, le vinaigre, les produits lacto-fermentés, etc.).

ATTENTION
Les personnes fines, minces, frileuses, fatigables devront adapter, voire éviter la prise de ces aliments pourtant très intéressants.

2

Les aliments acides

Généralement, chez la majorité des gens, les acides que ces aliments contiennent sont transformés en bases. Les sels minéraux alcalins qu'ils contiennent (potassium, calcium, magnésium, zinc, manganèse...) sont alors libérés et la partie acide volatile des molécules est évacuée assez facilement par un travail suffisant des poumons. Chez certaines personnes affaiblies, souffrant momentanément d'une incapacité métabolique à l'égard des acides, ils peuvent poser quelques problèmes de tolérance qui devrait être évaluée et suivie.

La réserve minérale osseuse personnelle, la capacité tampon du sang, la vitalité de base mais aussi le degré de mûrissement

Bon à savoir

Les minéraux alcalins sont : calcium, magnésium, potassium, sodium, fer, zinc, cuivre, cobalt, manganèse. Les minéraux acidifiants sont : soufre, chlore, phosphore, fluor, iode, silicium.

des produits, le moment de prise dans la journée ou tout au long de l'année interviennent directement dans l'évaluation de cette tolérance.

Selon la liste ci-dessous, il convient de rester prudent en ce qui concerne l'apport des produits laitiers fermentés qui demeurent acidifiants quoi qu'on fasse et celui des légumes contenant de l'acide oxalique dont le degré de mûrissement, la période de cueillette et de consommation en influencent la quantité consommable et acceptable.

Les aliments acides

- les limonades, le vinaigre, les produits lacto-fermentés
- les fruits acides : fruits des bois, agrumes, kiwi, certaines pommes
- les fruits non matures
- l'excès de fruits doux
- les légumes contenant de l'acide oxalique : tomates, rhubarbe, cresson, oseille, épinards
- le lait fermenté : yogourts, blanc battu ou séré peu égoutté
- les fromages acides : surtout les pâtes molles au goût piquant, certaines pâtes dures corsées.

Les aliments acidifiants

Ces aliments n'ont pas le goût « acide » mais les transformations digestives auxquelles ils seront soumis libéreront nécessairement des acides puissants (acides sulfurique, phosphorique) plus difficiles à neutraliser que les acides volatils. Cette production est donc inévitable et normale et fait appel à un travail important du foie et des reins, en particulier la nuit.

> **ATTENTION**
> L'effet acidifiant ne sera nuisible que si ces aliments sont consommés en excès et insuffisamment contrebalancés par des aliments alcalinisants.

Cette catégorie d'aliments est indispensable à une alimentation équilibrée car la plupart d'entre eux contiennent de précieuses protéines ou des matières grasses. Ce sont justement ces macronutriments qui produiront des déchets acides plus ou moins faciles à éliminer en fonction de leur provenance animale ou végétale. Lorsqu'ils sont de provenance végétale, les métabolites acides produits seront plus facilement éliminés par les poumons, leur voie métabolique étant différente.

Les aliments producteurs d'acides (de +++ à +)

- (de +++ à ++) la viande, la charcuterie, le jambon fumé, surtout les abats et les extraits de viande
- (+++) les fromages fermentés et vieillis

- (de +++ à ++) les poissons, l'œuf...
- (++) les aliments à base de céréales en particulier raffinées : pâtes, flocons, graines...
- (de +++ à ++) certains fruits oléagineux : tournesol, courge, noix...
- (++) les sucreries, les sodas, le sucre blanc (malgré son indice PRAL)
- (+) certaines légumineuses : arachides, lentilles, pois chiches, soya...
- (de 0 à +) les graisses animales et les graisses végétales transformées : beurre, saindoux, coco, margarines. Ces produits ne sont pas strictement acidifiants mais ne favorisent pas non plus un métabolisme idéal.

Le lait contient beaucoup de phosphore.

Les protéines provenant de cellules animales apportent des acides aminés contenant du soufre, du phosphore et surtout des purines. Celles-ci, après transformation, donneront de l'acide urique, substance toxique bien connue. Les produits laitiers contiennent beaucoup de phosphore très acidifiant et produisent une petite quantité d'acide urique. Lorsqu'ils sont peu fermentés, les acides cétoniques et lactiques issus de leur digestion sont facilement neutralisés. Cependant, dans le processus de vieillissement, en particulier pour les fromages cuits, la présence importante de phosphore alliée à la fermentation du petit-lait accentue leur caractéristique « acide ».

La digestion des céréales raffinées ou non apporte plus ou moins d'acides phytique, silicique, oxalique... L'excès de céréales entretient des fermentations indésirables qui peuvent aboutir à un état inflammatoire chronique dans lequel le gluten a une grande importance[10]. Les céréales sans gluten, riz, maïs, millet sont moins acidifiantes, voire neutres. Le millet est même considéré comme un reminéralisant dans certaines conditions.

Le sucre blanc est le voleur de minéraux par excellence. Pour son utilisation dans notre organisme, il a besoin de calcium et de vitamines du groupe B. Ce sont justement des éléments pouvant servir à neutraliser l'excès d'acides tissulaires. Même si l'indice PRAL du sucre est bas, il est agressif pour l'organisme sur la glycémie sanguine et les fermentations indésirables.

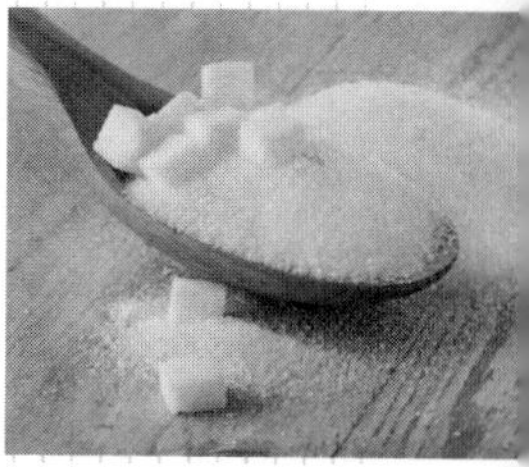

Les corps gras animaux saturés sont moins facilement transformables que les acides gras insaturés et polyinsaturés des huiles végétales (oméga-9, 6 et 3), particulièrement si elles sont pressées à froid. Certains oméga-6 et tous les oméga-3 sont anti-inflammatoires. Le gras du poisson (oméga-3) rentre aussi dans cette dernière catégorie. Les excès de corps gras saturés ne sont pas favorables et entretiennent un possible état inflammatoire.

Les légumineuses et les oléagineux sont plutôt globalement favorables et sous-utilisés. Leur acidité éventuelle semble facilement évacuée et ils possèdent de fortes propriétés utiles (fibres, matières grasses, minéraux).

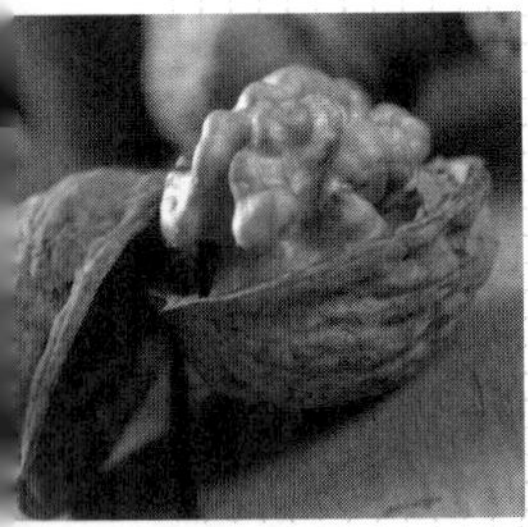

Comme déjà vu, un des mécanismes importants de l'équilibre acido-basique concerne **les processus digestifs de fermentation et de putréfaction qui doivent être normalisés.** La perturbation d'un microbiote intestinal peut modifier les caractéristiques d'acidification ou non d'un aliment. Ces modifications sont encore peu connues mais largement sous-estimées. Ces phénomènes se produisent dans la dernière partie de l'intestin grêle et dans le côlon. Les bactéries de fermentation travaillent à pH acide et sont stimulées par la présence de fibres (polysaccharides, fibres solubles comme l'inuline, la pectine) et des glucides « lents ». Les bactéries de putréfactions s'attaquent alors aux résidus de protéines digestives. Lorsque ces protéines sont excédentaires et mal digérées, la flore de putréfaction devient excédentaire ; les toxines produites (indol, scatol, cadavérine, putrescine, etc.), des molécules très agressives et même cancérigènes bien qu'alcalines, sont en principe dégradées par un foie en bon état.

Aujourd'hui, le foie est trop souvent surchargé.

De nos jours, un foie non surchargé est assez rare. Même si dans la plupart des cas, les examens médicaux indiquent des fonctions hépatiques « normales », cet organe n'en demeure pas moins très sollicité par les consommations excessives de sucres, de matières grasses saturées, d'alcool, par le stress, la vie nocturne et les flores intestinales perturbées. Les valeurs de laboratoire habituelles ne permettent pas toujours d'appréhender les cas courants de légère insuffisance hépatique. Les limites des normes médicales sont calquées sur l'idée de maladie et non sur la prévention à partir de l'hygiène vitale et la connaissance du terrain.

Une élimination insuffisante des émonctoires

Les émonctoires sont les organes de l'élimination. La régulation du pH sanguin se fait, entre autres, par évacuation du CO_2 (gaz carbonique) résultant de la combustion des sucres, des graisses et des protéines d'origine végétale au niveau des alvéoles pulmonaires et par correction de la concentration plasmatique des bicarbonates, rôle dévolu aux reins.

Les émotions entrent en résonance avec les organes.

Ces deux organes ont donc une importance capitale en bout de chaîne du métabolisme des acides. Une hydratation et une ventilation pulmonaire insuffisantes, une congestion circulatoire due à une pathologie, au stress ou au manque de mouvement peuvent affecter profondément l'efficacité de ces fonctions.

Savez-vous que l'étymologie du stress vient de « strictus », serrer. Lors d'un stress suffisamment important, certains systèmes et certains organes se congestionnent au profit généralement des organes de la défense ou de la fuite (cerveau, certains muscles). Les organes digestifs et d'élimination s'arrêtent de fonctionner. Les émotions entrent en résonance avec les organes et peuvent les épuiser : reins = peur, foie = colère. Par exemple, il existe un lien entre un foie congestionné pour toutes les raisons décrites et la tendance aux hémorroïdes, aux varices et à la congestion du petit bassin. Ceci tout simplement parce qu'une partie de la circulation sanguine du bas du corps transite à travers le « système porte » de cet organe.

Secondairement, reins et poumons sont appuyés dans leurs fonctions éliminatoires par la peau et les intestins, en véhiculant dans la sueur et les selles certains produits du milieu intérieur. Lorsque ces sécrétions et ces excrétions sont trop concentrées en toxines, il peut y avoir un symptôme : peau sèche, éventuellement constipation, ou élimination brutale : diarrhées, éruptions cutanées, etc. Si la concentration toxinique tissulaire diminue et que tous les émonctoires font leur travail, le terrain s'assainit, l'équilibre acido-basique peut se corriger.

Les sentiments destructeurs

Chacun sait que le psychisme a une énorme influence dans notre vie quotidienne. Corps et esprit sont intimement liés ! Ne dit-on pas de telle ou telle personne renfrognée qu'elle est constipée ou aigrie, que ses propos sont acides et décapants ?

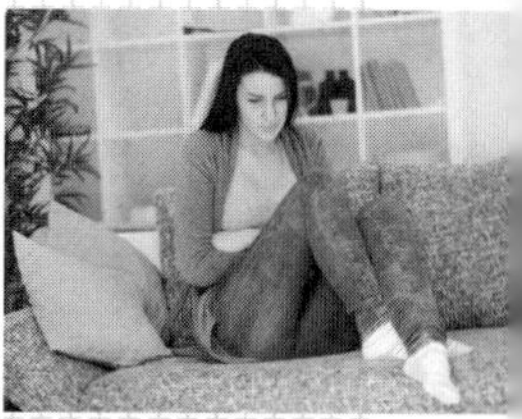

Notre disposition d'esprit et nos sentiments peuvent être aussi le résultat d'un mauvais état physiologique dû par exemple à un surcroît de fatigue et à une hygiène de vie

Bon à savoir

Des émotions rentrées avec frustrations et inquiétudes importantes liées à des situations nouvelles, par exemple, de travail, vont accentuer les sécrétions acides de l'estomac, diminuer sa production de mucus (protection), ce qui au bout de quelques mois ou années va dégénérer en gastrite puis en ulcère. C'est comme si dans ce cas, la (l'in) digestion symbolique de la situation de travail s'inscrivait dans la matière pour nous signaler un problème.

déplorable. Des sentiments destructeurs, comme la négativité, l'envie, la jalousie, la haine, la rumination créent des blocages énergétiques.

La partie consciente de notre cerveau, le cortex et surtout le cortex frontal, transmettent sous forme d'impulsions électriques ces informations au centre neurovégétatif : l'hypothalamus. Celui-ci est à la base de la gestion du système neuroendocrinien et contrôle des glandes comme l'hypophyse, la thyroïde, les parathyroïdes, les surrénales et les glandes sexuelles.

Ce système distribue donc l'énergie dans notre organisme en dilatant ou en contractant les vaisseaux sanguins, en diminuant ou en augmentant le rythme cardiaque, en réglant la production et la consommation d'énergie d'une manière localisée ou générale. Comme déjà vu précédemment, c'est probablement par ce biais aussi que les émotions peuvent réellement entamer la « vitalité » puis la « matière » d'un organe qui y est lié. L'agression répétitive d'une émotion trop intense et mal gérée affecte d'abord la forme subtile, la circulation d'énergie, puis désorganise les tissus.

La carence en enzymes, oligo-éléments et vitamines

À retenir

Lorsque nous sommes heureux, épanoui, généreux, positif, l'ensemble de ces fonctions s'en trouvent régularisées, les toxines sont plus facilement éliminées et l'énergie digestive et de vie produite, dépensée plus adéquatement.

Pour élaborer ses cellules et les faire fonctionner, notre organisme a besoin de substances de base : les nutriments.

Ceux-ci sont le résultat d'une première transformation digestive des aliments et ensuite sont captés dans les intestins. Ces éléments seront à nouveau modifiés et assemblés au travers de réactions biochimiques complexes pour être finalement intégrés et devenir notre matière.

Chaque phase de transformation, depuis le début de la digestion jusqu'à l'intégration cellulaire finale, nécessite la présence de micro-éléments catalyseurs. Leur faible poids n'a d'égal que leur formidable potentiel vital, ce sont les enzymes.

Ils permettent d'économiser des dizaines, voire, des centaines de fois, l'énergie nécessaire à chaque réaction biochimique. Chacun de nos milliers d'enzymes différents est constitué d'une grosse protéine activée par un oligo-élément (manganèse, zinc, cobalt, etc.) ou une vitamine (A, B, C, etc.) ou les deux à la fois. L'ensemble est fonctionnel et performant uniquement si tous les éléments sont présents en quantité et dans des conditions-cadres adéquates. Notre corps et nos cellules sont comparables à un gigantesque réacteur biochimique où la température, la pression, la concentration, le pH doivent être optimums pour que les réactions de transformation s'enclenchent ou s'arrêtent. Lorsqu'un enzyme fait défaut ou est inactif, la chaîne des transformations est stoppée, donnant naissance à des substances agressives : les **métabolites intermédiaires toxiques (MIT)**[11]. Dans le cas, par exemple, de la transformation du glucose en énergie, des MIT au caractère acide peuvent être générés et mal brûlés (voir exemple). La première phase de la réaction se passe en absence de l'oxygène (anaérobie), la deuxième avec l'oxygène (aérobie).

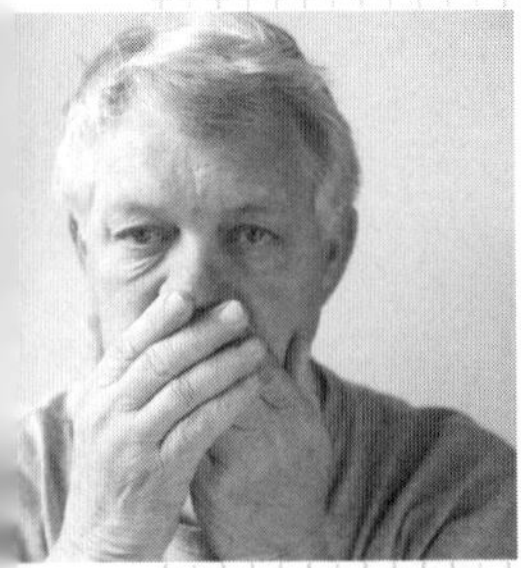

Suite à la transformation insuffisante des graisses, la formation de MIT au caractère acide est aussi possible. On parle alors de corps cétoniques donnant souvent lieu à ce qu'on appelle une crise d'acétone. Celle-ci est assez courante chez les diabétiques de type II dont l'haleine est caractéristique. Plus généralement, une surcharge alimentaire est souvent en cause dans ces anomalies. C'est bien plus la qualité de l'apport nutritionnel et son organisation qui sont inadaptées.

À retenir

Les origines de carences d'apport d'éléments régulateurs :

↗ les végétaux poussent sur des sols cultivés industriellement carencés en oligo-éléments tels que le magnésium, le zinc, le manganèse, etc. Ces minéraux sont alcalinisants et facilitent le métabolisme des sucres et de la production de l'énergie ;

↗ le raffinage excessif des céréales et du sucre élimine d'autres éléments régulateurs (oligo-éléments, minéraux, vitamines B, E) de la partie complète du germe ou du produit de départ ;

↗ une cuisson à grande eau et/ou prolongée détruit par oxydation et inactive ces mêmes éléments ;

↗ métaux lourds et pesticides sont les champions de l'intoxication et de l'inhibition des chaînes métaboliques.

Exemple A

$$\text{Glucose} \xrightarrow{\text{Enzymes}} \left.\begin{array}{r}\text{acide citrique}\\ \text{acide pyruvique}\\ \text{acide succinique}\\ \text{acide oxalacétique}\\ \text{acide lactique, etc.}\end{array}\right\} \text{MIT}$$

Exemple B

$$\text{MIT} + O_2 \xrightarrow{\text{Enzymes}} H_2O + CO_2 + \text{énergie}$$

Le surmenage et le stress excessif

Le stress est normalement une mobilisation d'énergie en vue d'un effort à fournir. Le stress peut devenir excessif ou chronique, surtout s'il ne débouche pas rapidement sur une solution, il est alors considéré comme nocif. Les défis de notre époque nous poussent dans nos limites nerveuses, ce qui aboutit régulièrement à des états d'épuisement.

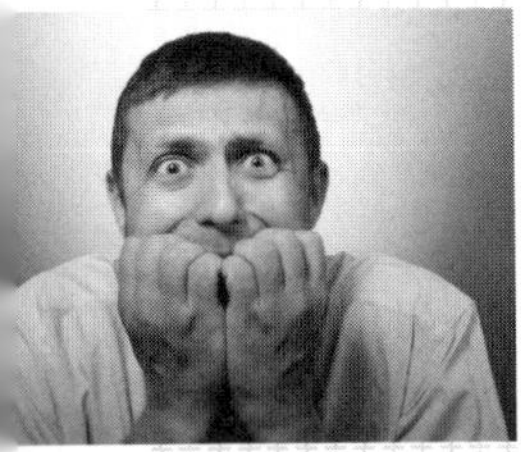

La logistique de l'énergie physiologique, sa mobilisation et sa distribution ne deviennent possibles que grâce aux interventions neuroendocriniennes. Les glandes endocrines agissent plutôt sur le long terme et ce qu'on appelle le système neurovégétatif (SNV) agit sur le court terme. Ce système est composé de deux versants qui doivent pouvoir alterner, opposés mais complémentaires : le système nerveux sympathique ($\sum$) et le système nerveux parasympathique (p$\sum$). Le p$\sum$ nous aide à récupérer, à éliminer, à reconstruire. Il devient actif lorsqu'on laisse de la place au repos : sommeil, relaxation, week-end, vacances, digestion au calme, etc. Son action s'avère globalement alcalinisante. Même si sur le fond, notre organisme est plutôt un producteur d'acides, notre façon de vivre moderne aggrave cette production car nous sommes dominés par le $\sum$. Dans le mécanisme du stress, en phase de mobilisation et de résistance, cette sympathicotonie dominante nous empêche de récupérer. *Il en résulte un cercle vicieux, la production d'acides produit les conditions de la production d'acides, le terrain se pervertit et il y a progressivement accumulation d'acides irritants dans le tissu conjonctif.* La cellule nerveuse est alors « dopée », « cravachée », elle fonctionne ainsi excessivement. Ce fonctionnement est parfois constitutionnel chez certaines personnes.

Physiologiquement et généralement, l'énergie métabolique produite par notre corps se dépense par une action surtout physique, il y a activation – combustion – mouvement ; l'effort fourni est normalement sain, les toxines sont éliminées. Lorsqu'il y a inhibition de l'action (consciente ou inconsciente), comme dans un stress improductif, les toxines s'accumulent (MIT entre autres) et le corps élimine des substances généralement alcalinisantes, régulatrices et protectrices de réserve. Si le processus se répète trop souvent sans être entrecoupé de phases de repos, de détente et de relaxation,

Dans un stress improductif, les toxines s'accumulent.

le surmenage, la « déconstruction » du corps s'installent avec acidification des tissus, fatigue chronique, anxiété, burn-out ou dépression.

ATTENTION

Nous savons de façon certaine qu'un stress prolongé provoque automatiquement de l'acidité et une certaine déminéralisation du squelette.

Pour disposer et dépenser de l'énergie de façon optimum, il faut récupérer, c'est-à-dire éliminer les déchets et reconstruire les cellules détruites constamment. Cette alternance est essentielle à la qualité de la vie, c'est la base de l'hygiène vitale.

Tableau dépense et récupération du SNV
(système neurovégétatif)

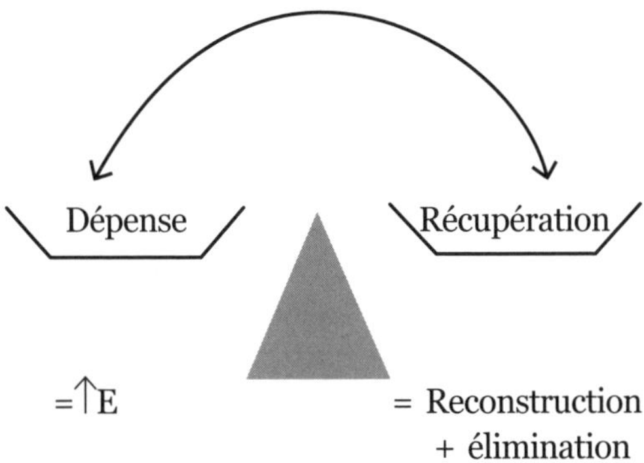

Fontaine, J. *Équilibre glycémique*. Éd. Jouvence. (2004), titre épuisé.

La sédentarité et le manque de mouvement

La plupart des réactions chimiques de notre organisme font appel à l'oxygène. Généralement, celui-ci est aspiré proportionnellement aux besoins de l'organisme. Une activité physique normale sollicite régulièrement et profondément les poumons. Par contre, la sédentarité limite au strict nécessaire les échanges d'air, ceux-ci peuvent même devenir insuffisants. Une activité physique suffisante favorise aussi une bonne perméabilité et un bon métabolisme de la muqueuse intestinale[12].

L'oxygène doit être disponible dans la profondeur des tissus au niveau des cellules. Le chemin pour y parvenir est long et semé d'obstacles[13] constitués par les compartiments des différents systèmes organiques (respiratoire, circulatoire, tissus conjonctif et musculaire, etc.). Après un échange gazeux débutant dans les alvéoles pulmonaires libérant du gaz carbonique et intégrant de l'oxygène, celui-ci va pouvoir transiter vers les cellules nécessiteuses. L'efficacité de son transport sanguin au départ sera d'autant plus importante si la mobilité et la quantité de globules sanguins, leur taux d'hémoglobine sont élevés.

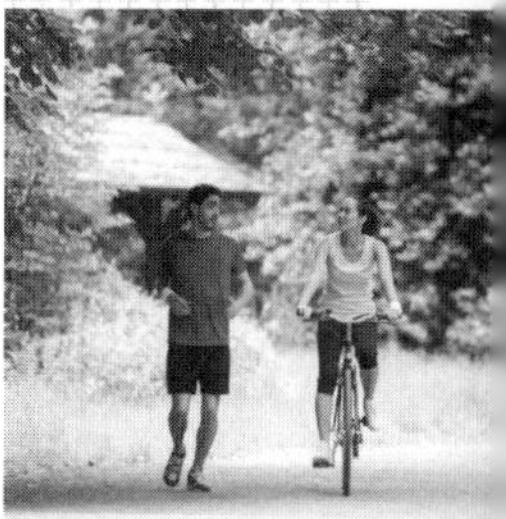

À retenir

L'oxygénation seule suffit momentanément à brûler de nombreux acides faibles en circulation.

Loin des poumons, les artérioles proches des cellules vont relâcher l'oxygène qui va devoir traverser des membranes cellulaires. Les liquides de l'organisme sont des transporteurs moléculaires sensibles à la viscosité, à la capacité osmotique ainsi qu'à d'autres facteurs biochimiques. Si la viscosité augmente, que le pH tissulaire varie et que l'osmose est perturbée par des molécules indésirables, le rendement du transport de l'oxygène diminue. A contrario, le gaz carbonique n'est plus suffisamment évacué, contribuant ainsi à acidifier les tissus. Après une journée de travail sédentaire (dans un bureau par exemple), le pH de l'urine peut tomber de 7 (la normale) à, par exemple 5, donc devenir très acide. Il suffit alors de faire une bonne promenade (minimum demi-heure) pour que le pH urinaire redevienne normal[14].

Pour finir, une activité physique régulière provoque, par le biais des muscles, des tractions importantes sur l'ossature. L'os se construit, se maintient, se répare et se renforce par les lignes de force de ces tractions. Cette stimulation contribue d'une façon importante au maintien et à la fixation des sels minéraux du squelette.

Zoom

Nous pouvons comparer le trajet de l'oxygène mais aussi celui des nutriments ou d'autres substances synthétisées par le corps et présents dans le sang à une ligne de métro aux heures de pointe. La surcharge du trafic (excès calorique, pollution, toxines diverses, acides) ralentit le convoi, empêche le passager de s'orienter et de voir en dehors du compartiment, limite les échanges cohérents avec les autres passagers, empêche de demander des renseignements au contrôleur, d'être identifié ou protégé par lui, provoque un stress et des oublis, augmente les retards, les accidents et les impacts sur le réseau. Les changements de correspondance sont les membranes des cellules des tissus. On identifiera moins bien les indicateurs de direction, de retard ou de changement, on devra acheter éventuellement un nouveau billet en faisant la queue... Au final, le trajet devient plus coûteux, moins sûr, plus lent et donnera lieu à une perte de performance.

L'apport régulier en vitamine D est indispensable à cette fixation.

Nous devons absolument tenir compte des nouvelles données scientifiques où tout indique que les recommandations officielles d'absorption de vitamine D sont très largement sous-estimées[15]. Les dizaines de milliers d'années de la présence humaine dans l'hémisphère nord n'ont pas suffi à nous permettre de nous adapter au manque de soleil. Son rayonnement décline des tropiques originels au cercle polaire. Un grand pourcentage d'entre nous (80 % de nos aînés) est en carence de vitamine D de novembre à mars. C'est justement dans l'hémisphère nord où les maladies métaboliques à composante acide, la déminéralisation sont les plus présentes. La vitamine D est de fait alcalinisante.

Une faiblesse métabolique

Chaque être est unique, nous le savons. Les caractéristiques génétiques de l'espèce humaine évoluent lentement depuis des millions d'années, mais 99,9 % de nos chromosomes sont stables et définissent « l'homo sapiens » actuel[16]. Le 0,1 % restant varie considérablement d'un individu à l'autre et certaines anomalies peuvent apparaître, en particulier, le codage de la production de certains enzymes. L'incidence de ce phénomène semble fortement favorisée par les contraintes de l'environnement, on parle d'épigénétique (Joyeux 2013). Ceci donne lieu à des troubles métaboliques, par exemple, le diabète de type II (épuisement du pancréas endocrine[17]), l'intolérance au gluten ou au lactose, la mucoviscidose ou à des insuffisances fonctionnelles d'organes, par exemple digestifs. Généralement, la digestion étant incomplète, il y a formation à nouveau de MIT au caractère acide.

D'autre part naturellement, le capital enzymatique (ou potentiel métabolique) n'est pas inépuisable et diminue sensiblement avec l'âge par ralentissement des échanges cellulaires. L'iridologie, une technique de diagnostic par l'examen de l'iris de l'œil, permet d'ailleurs d'évaluer assez bien cette caractéristique personnelle.

Une éventuelle baisse du capital enzymatique peut se produire sans douleurs ni symptômes particuliers. Une hygiène de vie déplorable, des habitudes alimentaires anti-naturelles, va être à l'origine de l'accélération de ce phénomène. La nécessité de digérer des aliments est absolument prioritaire pour l'organisme et exerce un stimulus puissant sur la demande d'enzymes métaboliques. Si elle exige une proportion d'enzymes supérieure à la normale, elle contraint les autres organes et les tissus à compenser pour assurer leur équilibre avec les moyens de bord. Le foie est souvent mis à rude épreuve pour détoxiquer ce qui a été mal transformé.

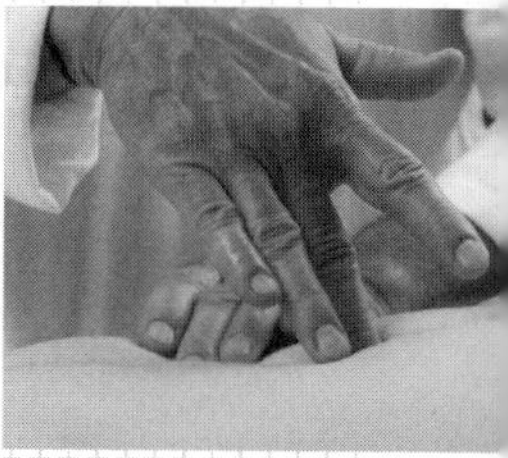

Un cercle vicieux s'installe : acidification tissulaire → résistance amoindrie des organes → vieillissement accéléré → maladies sous-jacentes → acidification tissulaire.

ÉTABLISSEMENT D'UN BILAN DE SANTÉ

Pour évaluer vos ressources vitales, votre potentiel métabolique et les capacités de votre terrain biologique, il est indispensable d'établir un véritable bilan de santé auprès de thérapeutes ou de médecins compétents dans la prévention. Généralement les nutritionnistes, les naturopathes et certains médecins spécialisés sont formés pour le faire.

L'anamnèse doit être la plus complète possible sur les plans de l'historique des symptômes et de la clinique (douleurs, émotions, sommeil, etc.). Les aspects psychologiques constitutionnels et environnementaux, les modes de nutrition personnels, anciens et présents, les méthodes et les traitements déjà expérimentés, les pathologies antérieures, la médication ou les compléments alimentaires déjà pris ou actuels doivent être analysés. Une anamnèse bien faite aboutit à une bonne vision du terrain de la personne ainsi qu'à la mise en évidence de ses ressources. Elle pourra être complétée par des tests simples ou des examens de laboratoire, des évaluations énergétiques par résonance (laser, biocybernétique, électroacupuncture, kinésiologie, etc.).

Avez-vous tendance à l'acidification tissulaire, êtes-vous acidifié ?

En cas de réponse affirmative, inscrire le chiffre entre parenthèses dans la case « points ».

	Non	Oui	Points
1. *Buvez-vous plus de cinq cafés par jour (1)*	☐	☐	☐
2. *Consommez-vous plus de 50 g de sucre blanc par jour (2)*	☐	☐	☐
3. *Vous ne consommez pas ou très peu de légumes (moins de 2 portions/jour) (3)*	☐	☐	☐
4. *Vous ne consommez pas ou très peu de fruits (moins de 1 portion/jour) (2)*	☐	☐	☐
5. *Vous mangez tous les jours ou plusieurs fois par jour de la viande, et surtout du porc ou des abats (2)*	☐	☐	☐
6. *Vous mangez plus de deux fois par jour des céréales aux repas principaux (2)*	☐	☐	☐
7. *Vous mangez du fromage à au moins 2 repas par jour (2)*	☐	☐	☐
8. *Vous mangez principalement des plats pré-cuisinés (1)*	☐	☐	☐
9. *Vous travaillez dans un milieu confiné avec une activité physique pratiquement nulle (1)*	☐	☐	☐
10. *Vous pratiquez moins de 2 heures d'activité physique ou de sport par semaine (2)*	☐	☐	☐

	Non	Oui	Points
11. *Vous êtes déçu par la vie, vous en voulez à votre entourage (2)*	☐	☐	☐
12. *Vous ne voyez pas de sens à ce qui vous arrive, vous subissez la vie sur terre (2)*	☐	☐	☐
13. *Vous n'arrivez pas à prendre de décision et à dire non (2)*	☐	☐	☐
14. *Vous ne percevez pas ou plus le rythme des saisons, la couleur du ciel ; vous n'avez plus observé, senti, touché, nos amis les végétaux depuis plusieurs mois (2)*	☐	☐	☐
15. *Vous fumez un paquet de cigarettes par jour (1)*	☐	☐	☐
16. *Êtes-vous nerveux, stressé, surmené de façon chronique ? (2)*	☐	☐	☐
17. *Souffrez-vous de sensation de froid intense, de frilosité ? (1)*	☐	☐	☐
18. *Étiez-vous mince ou longiligne à 25 ans ? (1)*	☐	☐	☐
19. *Vos yeux sont-ils de couleurs gris, bleu vert, brun clair ? (1)*	☐	☐	☐
20. *Êtes-vous fatigable et irritable ? (2)*	☐	☐	☐
21. *Sursautez-vous facilement ? (1)*	☐	☐	☐
22. *Supportez-vous difficilement la douleur ? (1)*	☐	☐	☐
23. *L'état de vos dents est mauvais (déchaussement, caries, hypersensibilité) (2)*	☐	☐	☐
24. *Vos cheveux ont un faible éclat et tombent facilement (1)*	☐	☐	☐

	Non	Oui	Points
25. *Vos ongles sont cassants ou se dédoublent (1)*	☐	☐	☐
26. *Avez-vous les mains froides ou moites ? (1)*	☐	☐	☐
27. *Supportez-vous difficilement les aliments au goût acide ? (1)*	☐	☐	☐
28. *Faites-vous facilement des calculs rénaux ou biliaires ? (2)*	☐	☐	☐
29. *Avez-vous des douleurs musculaires à la nuque, dans le haut du dos ? (1)*	☐	☐	☐
30. *Souffrez-vous facilement de crampes musculaires, de tendinites, de névralgies ? (1)*	☐	☐	☐
31. *Souffrez-vous d'hyperacidité stomacale et de remontées acides ? (1)*	☐	☐	☐
32. *Souffrez-vous de rhumatismes (goutte, polyarthrite) ? (2)*	☐	☐	☐
33. *Souffrez-vous de diabète et de surpoids ? (2)*	☐	☐	☐
34. *Souffrez-vous de maladies chroniques, de cancer ? (2)*	☐	☐	☐
35. *Souffrez-vous d'eczéma sec, de peau sèche ? (2)*	☐	☐	☐
36. *Souffrez-vous de décalcification ? (2)*	☐	☐	☐
37. *En dehors de la première miction du matin, votre urine est en permanence acide : pH de moins de 6,5 (2)*	☐	☐	☐
38. *En dehors de la miction du matin, votre urine est en permanence en dessous de pH 6,0-5,5 (3)*	☐	☐	☐

TOTAL

Total des points inférieurs à 10
= *faible tendance*
Total des points entre 10 et 15
= *tendance confirmée*
Total des points entre 15 et plus
= *vous êtes acidifié*

Le résultat de ce test est strictement indicatif car il est sommaire et peu pondéré par un questionnement personnalisé. Il donne une idée des comportements à problème pour en prendre mieux conscience. Si l'on souffre de perturbations importantes dans sa santé, mieux vaut consulter un médecin pratiquant l'équilibre acido-basique comme par exemple dans l'approche intégrée de type « Kousmine ». Si l'on semble moins atteint et que l'on vise le confort de vie et la prévention, un bilan de santé proposé par un naturopathe, un thérapeute compétent vous sera très utile.

Conclusion

Les excès fermentaires ont pour origine une surabondance bactérienne dans la partie terminale de l'intestin grêle et le début du côlon. L'excès de sucres « rapides » en est le principal pourvoyeur car il nourrit les bactéries fermentaires, ce qui produit des acides faibles indésirables. Les sucres complexes et les fibres digestibles des aliments végétaux complets poursuivent une fermentation physiologique qui empêchera les excès de la flore de putréfaction dans la 2e partie du côlon. Cette dernière signe un apport excédentaire en protéines généralement d'origine animale pourvoyeuses d'acides fort indésirables. Les phénomènes de fermentation et de putréfaction excessifs surchargent le foie, agressent la paroi intestinale qui devient poreuse, installent un phénomène inflammatoire local puis général de l'organisme et perturbent l'immunité de l'organisme.

Les aliments au goût acide sont généralement alcalinisants sauf pour les personnes affaiblies. Les aliments produisant le plus d'acides forts sont les protéines d'origine animale (produits laitiers fermentés, viandes, poissons) et secondairement les protéines végétales (légumineuses, céréales, oléagineux).

Le travail des reins, du foie, des poumons et d'autres organes d'élimination doit être vérifié et soutenu. Les sentiments négatifs, le surmenage péjorent le métabolisme et consécutivement, le stress chronique induit, modifie la flore intestinale et dégrade l'immunité. Une alimentation raffinée et carencée, la pollution (métaux lourds, pesticides) perturbent les chaînes enzymatiques de transformation des

Conclusion

acides. Le manque de mouvement diminue la vitesse des échanges, en particulier ceux des poumons évacuateurs d'acides faibles.

Le vieillissement augmente la production d'acides tout en diminuant leur élimination. L'installation de maladies produit de l'acidité.

3. *Pathologies et troubles acido-basiques*

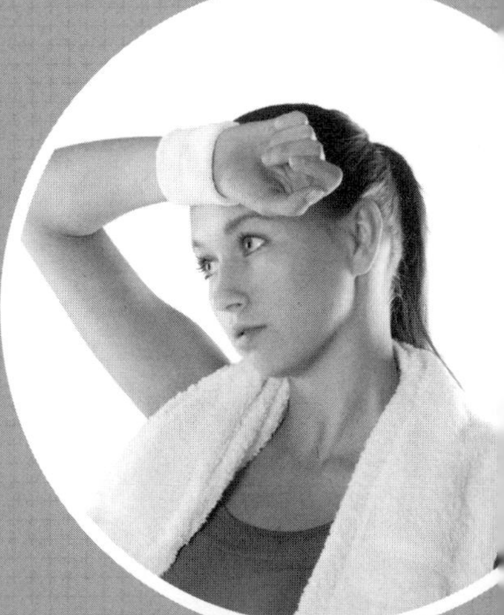

Excès
pathologies
élimination

L'excès d'acidité organique mine et ralentit nos organes et nos fonctions après les avoir irritées et sur-stimulées. Ainsi la pathologie passera progressivement du fonctionnel au lésionnel, soit l'atteinte physique d'un organe. Elle atteindra les fonctions d'élimination, les émonctoires, en favorisant dans son parcours les dépôts minéraux divers et les lithiases. Lorsqu'une maladie est installée et devient chronique, elle s'auto-entretient en produisant de l'acidité.

Les perturbations du métabolisme des acides donnent lieu à divers symptômes. Les réactions peuvent être généralement ou localement inflammatoires, brûlantes, vives et douloureuses ou chroniques, rampantes, diffuses et cycliques, etc. *On constate un double phénomène : la déminéralisation, c'est-à-dire une perte de substance minérale, la plupart du temps à partir de l'ossature et une minéralisation anarchique, c'est-à-dire un dépôt des minéraux mis en circulation de façon forcée dans le tissu conjonctif mou, l'ossature et le système circulatoire.*

Des perturbations fonctionnelles peuvent toucher tous les émonctoires, le système nerveux, l'appareil locomoteur et digestif, toutes les muqueuses, la peau...

À retenir

Les acides ont des caractéristiques communes : ils sont irritants, agressifs et sur-stimulent certaines fonctions jusqu'à épuisement. Leur présence diminue l'utilisation de l'oxygène et augmente celle des sels minéraux qui, mis en circulation, encrassent les tissus par leur trop grande concentration. Ils fragilisent les membranes cellulaires et les muqueuses en diminuant la rapidité et la qualité des échanges métaboliques. Tous ces processus abaissent le seuil de la douleur, augmentent le stress et affectent l'immunité.

La modalité d'encrassement des toxines acides est en rapport direct avec la réactivité et donc la réserve vitale de l'individu.

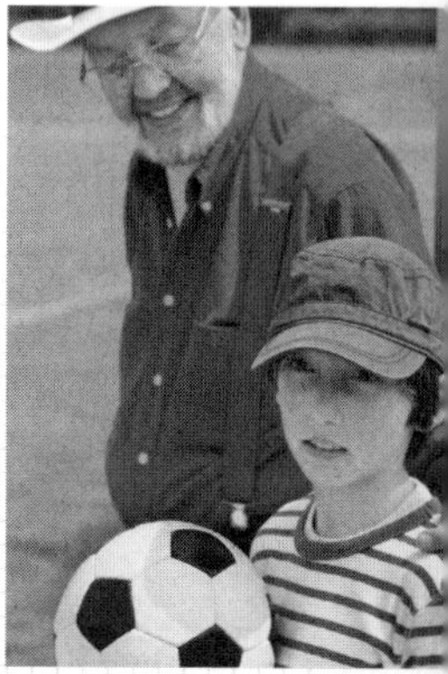

Les facteurs impliqués sont l'âge, l'hérédité, le terrain constitutionnel, le type d'hygiène vitale et l'énergie du moment, la saison, etc. En gros, on peut soit excréter ces toxines acides, c'est le processus centrifuge, soit les sédimenter, c'est le processus centripète. Le jeune enfant aura des réactions centrifuges d'excrétion plus vives et brèves qu'un vieillard. Une personne à l'hérédité affaiblie ayant une mauvaise hygiène de vie présentera, par exemple, des phases centrifuges lentes et faiblement efficaces, alternant avec des phases centripètes allongées. Une chose est sûre : au fur et à mesure que la vitalité d'une personne baisse, ses réactions centrifuges sont moins vives et efficaces, les acides vont ainsi sédimenter de plus en plus profondément, passant du tissu conjonctif aux cellules nobles des organes.

3

Les causes des maladies qui vont suivre sont multifactorielles et nous n'ébaucherons que succinctement celles qui cadrent avec notre propos.

Cependant, leur tendance acide en est leur point commun, tant d'un point de vue physiquement mesurable (pH urinaire et autres tests), que de celui des conséquences de cet état. Beaucoup de maladies provoquent de l'acidité, certaines sont déclenchées par l'acidité et enfin d'autres induisent les deux. Nous savons par la pratique que l'élimination de l'acide urique de l'alimentation diminue les symptômes de la goutte, on peut pratiquement éviter la carie dentaire (Béguin, Price), reminéraliser le squelette (vérifiable à la radiographie) par une meilleure hygiène et une meilleure alimentation, ainsi que par la prise d'alcalinisants. On peut stopper des angines ou des sinusites à répétition chez les jeunes enfants, ceci rapidement par arrêt de consommation de sucreries, de produits laitiers et de sodas.

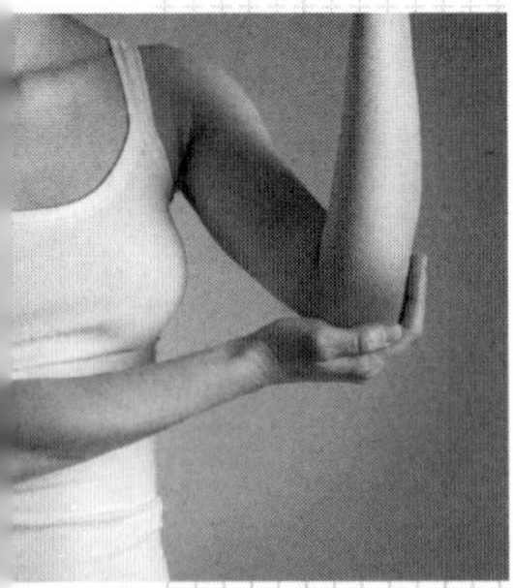

Les rhumatismes : goutte, lumbagos, arthrites, arthroses...

Les affections dites « rhumatismales », constituent une vaste famille de maladies très diversifiées, pouvant généralement être considérées dans le cadre du processus de vieillissement plus ou moins précoce. On en compte plus de deux cents sortes, classées en trois groupes principaux :

1. Les rhumatismes inflammatoires, ou auto-immuns.
2. Les rhumatismes dégénératifs.

3. Les rhumatismes périarticulaires, ou des parties molles du corps.

Parmi les causes de ces maladies, nous n'étudierons pas celles qui sont dues à des germes : les rhumatismes infectieux. Nous parlerons, essentiellement, des rhumatismes dont la cause principale est métabolique et, secondairement, immunologique, liée à un probable excès d'acidité tissulaire.

On a longtemps parlé, à ce propos, d'« arthritisme ». Considérée comme une prédisposition, une orientation fonctionnelle du terrain (liée partiellement au processus de vieillissement et à l'hérédité). Cette constitution faisait état d'anomalies de la nutrition et du métabolisme, occasionnant mauvaise transformation et utilisation de la nourriture, avec formation de dépôts dans différentes parties du corps, surtout dans les éléments de l'appareil locomoteur. La classification médicale d'aujourd'hui ayant évolué, on ne parle plus d'arthritisme. Cependant le principe de base demeure et permet d'illustrer le propos. On a mis aussi en lumière comme facteurs supplémentaires de ce dysfonctionnement : l'hérédité dans une certaine mesure, des causes mécaniques (dysplasie, déformations vertébrales de la statique, excès ou insuffisance de mouvements, sous-oxygénation),

L'arthritisme fait état d'anomalie nutrionnelle...

Nous avons un pouvoir sur notre façon de vieillir.

des conditions de la vie moderne (stress, environnement et qualité de la nourriture, insuffisance d'hydratation, etc.).

« Arthritisme » ou pas, une chose est certaine, la majorité des « rhumatismes » réagit favorablement à une modification de l'hygiène vitale et de l'alimentation. Lorsqu'on agit sur l'état inflammatoire, qu'on stimule le drainage des toxines, qu'on agit sur la qualité nutritionnelle, l'oxygénation, le mouvement et le repos, l'impact d'un traitement devient maximal. Ceci tend à prouver le lien existant entre notre façon de vivre et les maladies dites rhumatismales. Nous avons donc tous un certain pouvoir sur la qualité de notre vie et notre façon de vieillir en agissant directement sur notre capacité à éliminer les déchets à connotations « acides », et par la diminution de leur absorption. Dans le processus arthritique, on retrouve très régulièrement, un excès de consommation de produits azotés, tels que viande de porc, abats, œufs, fromages fermentés et d'aliments apportant de l'acide oxalique tels que tomates, oseille, cresson, rhubarbe, ainsi qu'un apport calorique trop important de la ration alimentaire journalière, où l'accent est mis sur les matières grasses animales et les sucres raffinés.

Nous avons déjà vu que les acides uriques, oxaliques, sulfuriques et phosphoriques, ainsi que d'autres toxines, dont l'urée, vont se déposer dans les tissus, occasionnant irritations, brûlures, ankyloses, durcissements, inflammations, sclérose, usure et dégénérescence du système ostéo-articulaire. Celui-ci, de par son importance et sa fonction physiologique (tissu conjonctif) particulière, est prédisposé aux symptômes de l'acidification. Dans la goutte et l'arthrite, des dépôts inflammatoires se forment, occasionnant des douleurs vives et invalidantes des enveloppes articulaires et musculaires (fascias), des ankyloses matinales. Le lumbago, certaines douleurs dorsales résultent du durcissement de ces fascias et de contractures musculaires réactionnelles ; dans l'arthrose, les cartilages s'effritent par inflammation chronique et lente[18]. Ils ne se réparent pas assez vite, phénomène inhérent à l'absence de certains oligo-éléments et minéraux (Picard).

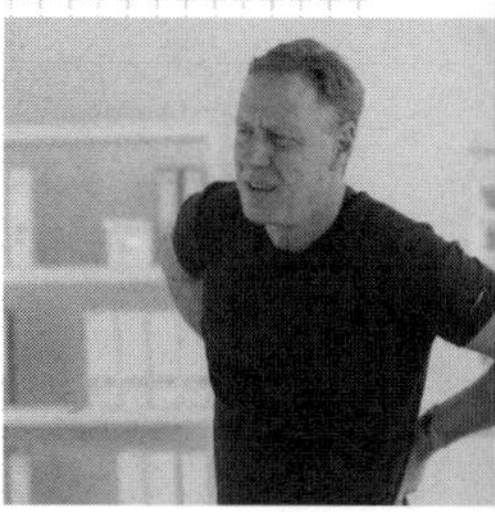

De toutes les maladies liées à l'hyperacidité tissulaire, les rhumatismes sont non seulement les plus représentatifs, mais aussi les plus accessibles à une démarche thérapeutique clairement orientée. Celle-ci devrait commencer par un contrôle du pH urinaire associé à d'autres examens, ceci, particulièrement si la maladie rhumatismale est chronique. Ensuite, prime la correction de l'alimentation associée dans la plupart des cas, par la prise prolongée de citrates alcalins pour accélérer la correction du terrain.

Décalcification, déminéralisation, carie dentaire, gingivite

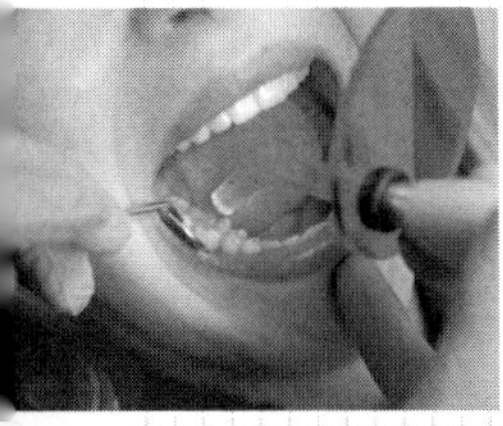

Le calcium et le phosphore surtout quittent le squelette par mobilisation métabolique excessive ; les cheveux deviennent mats et tombent plus facilement, les ongles se cassent et se strient ; les dents se déchaussent et s'effritent ; le milieu buccal acide favorise la prolifération bactérienne et la carie.

Lithiases rénales (oxalique, urique)

Les acides trop concentrés sédimentent en calcul. L'acide urique provenant principalement du catabolisme des viandes, s'accumule en urates au niveau des reins par surcharge. Même surcharge pour l'acide oxalique qui lui provient surtout du catabolisme des sucres absorbés en excès et se déposant sous forme d'oxalates.

Lithiase biliaire et insuffisance hépatique, hémorroïdes, problèmes circulatoires des membres inférieurs

Le foie est débordé par l'excès d'acides à transformer, il travaille mal. Il se congestionne, ce qui induit au début une petite insuffisance hépatique, la bile s'épaissit, des dépôts se forment. Une bonne partie de la circulation veineuse du bas du corps passe à travers le foie par une anastomose, un système dérivatif, ce que l'on appelle, le « système porte ». La circulation veineuse portale devient hypertendue. Conséquence physiologique : la circulation veineuse des membres inférieurs est freinée, les parois des vaisseaux sanguins du rectum se distendent, des varices se forment.

Sciatique, névralgies, torticolis

Les acides présents irritent, congestionnent, durcissent, enflamment les tissus et compriment les nerfs, en particulier les racines vertébrales. La décalcification modifie aussi les formes des vertèbres (dysarthrose).

Tachycardie, palpitations, hypertension artérielle essentielle

La présence des acides provoque une stimulation du système nerveux (sympathicotonie) qui entraîne elle-même un stress interne produisant de l'acidité et occasionnant de l'hypertension ; le phénomène est aggravé s'il y a perturbation de l'apport minéral (insuffisance de magnésium/calcium, excès de sodium) et réaction du système endocrinien (hyperthyroïdie).

Irritabilité, anxiété, fatigue, hyperémotivité, persécution, dépression, décompensation psychique

Le système nerveux dopé par le milieu acide surcharge en stimuli notre cerveau conscient qui semble dans l'impossibilité de suivre le rythme normal de la gestion des informations et se repose mal. L'irritabilité, l'anxiété, l'hyperémotivité précèdent ou alternent avec des phases de fatigue chronique ou aiguë et de dépression au fur et à mesure que la capacité de résistance de la personne est dépassée. Il y a prédominance d'une fatigue matinale par surcharge du travail nocturne du foie. Cet état

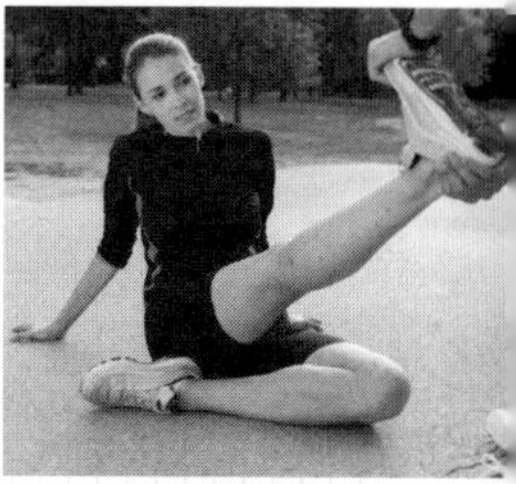

associé à un déséquilibre d'autres minéraux éliminés comme du zinc, du manganèse et du calcium peuvent provoquer des décompensations psychiques qui pourraient s'installer. La persécution pourrait à ce moment-là, être une réaction naturelle de projection agressive vers l'extérieur, suscitée par l'agression du milieu intérieur.

Spasmophilie, tétanie, crampes musculaires

La carence de calcium et de magnésium utilisables, la sympathicotonie régulière qui dure, la perturbation endocrinienne (thyroïde) qui y donne suite et s'installe par adaptation, provoquent d'abord de simples crampes nocturnes, puis des crises de tétanie du syndrome spasmophilique.

Rhinites, otites, sinusites, angines, amygdalites, laryngites chroniques ou à répétition

Le foie et les reins sont débordés dans leur travail d'élimination et de transformation des acides. La digestion peine et la flore intestinale se modifie vers une flore de putréfaction indésirable ou alors de fermentation excessive qui devient agressive envers la muqueuse intestinale qui devient poreuse. Toxines diverses, antigènes et bactéries traversent la barrière intestinale devenue insuffisamment sélective et passent dans le sang. L'inflammation des muqueuses digestives se propage (par analogie tissulaire et fonctionnelle) sur les muqueuses respiratoires. Le système immunitaire en alerte permanente et énergivore, s'épuise. L'énergie catabolique n'étant pas suffisante pour éliminer les toxines par voie normale, l'émonctoire de secours qu'est l'appareil respiratoire reçoit par dérivation un excès toxinique. Les muqueuses irritées et affaiblies, la sécrétion de mucus augmentée dans un but de protection, constituent un milieu propice au développement des germes.

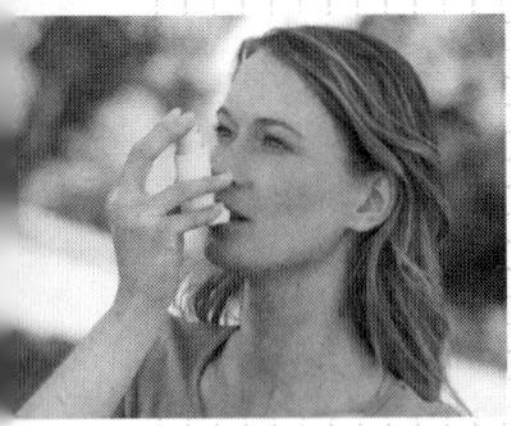

Allergies, eczéma sec, peau sèche, asthme, dermatoses

Les muqueuses et la peau deviennent hypersensibles, le pH local est anormal, l'état inflammatoire est installé, l'immunité est en alerte permanente, un excès toxinique ponctuel constitue « la goutte qui fait déborder le vase », les réactions immunitaires deviennent alors disproportionnées. Il y a souvent alternance fonctionnelle entre les émonctoires « peau et poumons ». Une vasoconstriction irritative et neurovégétative des bronches, qui sera traitée de force par des corticoïdes, refait régulièrement surface chez bon nombre de personnes sous forme de dermatoses, très probablement parce que le problème toxinique n'a pas été réglé. L'émonctoire peau tente alors de faire son travail d'élimination.

Colites, constipation, diarrhée aiguë, fistules et fissures anales, gastrites, ulcères gastro-duodénaux, pyrosis, gingivite, glossite

Conséquence de la diète acidifiante, la flore intestinale se perturbe par insuffisance qualitative et quantitative de fibres, d'excès de sucre raffiné et de protéines animales. Le processus de putréfaction domine et le transit intestinal se ralentit, la muqueuse colique s'enflamme. Lors d'apports excédentaires d'acides, le transit peut s'accélérer brutalement pour les éliminer ; le rectum distendu par la constipation et irrité par la présence des toxines se blesse. Le stress stimule naturellement le pH de l'estomac et diminue le mucus protecteur. Le temps de séjour des aliments y est trop long, la consommation d'aliments acides et inadéquats enflamme sa muqueuse et diminue sa capacité fonctionnelle. En cas d'excès d'acidité stomacale, il y a baisse des sécrétions alcalines pancréatiques à la sortie intestinale, celles-ci attaquent la paroi du duodénum. L'acidité excédentaire permanente de la partie haute du tube digestif provoque des renvois d'acidité et une inflammation des muqueuses buccales.

Diabètes sucrés

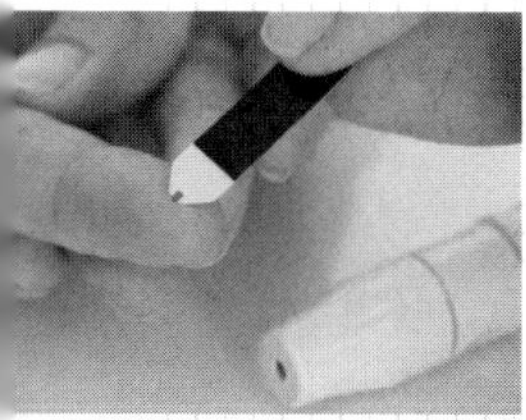

Le diabète de type I est souvent d'origine héréditaire. Il est déclenché, jeune, par un dysfonctionnement du système immunitaire dans lequel les produits laitiers pourraient être impliqués. Le diabète de type II, lui, est réversible à 80 % si l'on met en pratique toutes les recommandations d'hygiène connues[19]. Dans le métabolisme propre aux diabètes sucrés, la mauvaise transformation des sucres excessivement absorbés ainsi que celle des graisses provoquent souvent une production « d'acétone » avec une élimination urinaire très acide, reflet de l'acidité tissulaire.

Cancers

On peut prévenir 50 % des cancers les plus courants (prostate, côlon, seins, estomac, etc.) uniquement par des corrections alimentaires (Joyeux 2013). En ajoutant l'impact de 30 % de correction sur l'environnement, la façon de vivre, de bouger et de penser, on arrive à près de 80 % de possibilités de prévention naturelle de cette maladie[20]. La prévention de cancers plus rares est un peu moins efficace mais, la question doit se poser et tout doit être tenté pour rendre chacun d'entre nous plus autonome et responsable. La survenue de la plupart des cancers est favorisée par l'auto-intoxication de l'organisme qu'il faut absolument combattre (Servan-Schreiber 2010). Le mécanisme du cancer produit systématiquement de l'acidité. L'alcalinisation par l'alimentation et les compléments minéraux pris systématiquement et sur un long terme, compense une hyperacidité tissulaire propre à la maladie qui vit hors de la présence d'oxygène (anaérobiose), l'urine est alors hyperacide.

Le mécanisme du cancer produit de l'acidité.

Maladies chroniques

Tout état de maladies chroniques occasionne de l'immobilité, une sous-oxygénation, un seuil de la douleur abaissé, un catabolisme important et provoque une acidose tissulaire qui s'aggrave avec le temps (Kousmine 1987). Tout état de convalescence nécessite de se poser la question de l'équilibre acido-basique de sa physiologie.

4. Correction du terrain

Alimentation
eau
relaxation

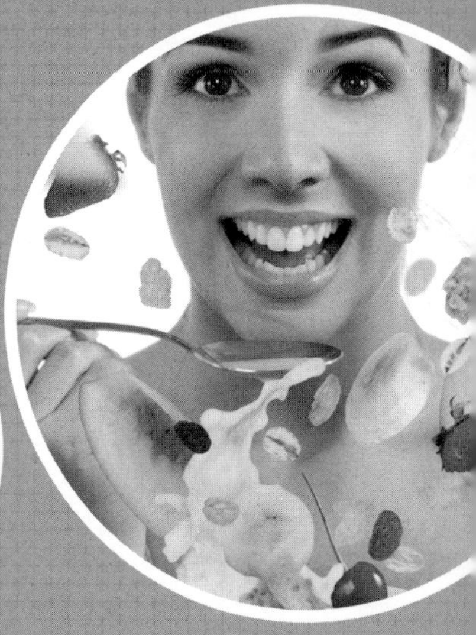

Avertissement : les traitements proposés ici ne doivent en aucun cas remplacer un traitement médical.

L'indice PRAL

Cet instrument de mesure a été inventé par l'Allemand Thomas Remer, (Institut de recherche pour la nutrition des enfants à Dortmund en Allemagne) : il signifie « Potential Renal Acid Load », c'est-à-dire « charge rénale acide potentielle ». Il se mesure en milliéquivalents (mEq), la charge acide d'un aliment grâce au calcul de :

- La quantité de minéraux acides et alcalins apportée par 100 g d'aliment compte tenu de son coefficient d'absorption intestinale. On additionne les minéraux acides et on soustrait les minéraux alcalins.
- La présence de protéines qui permet l'évaluation de la libération moyenne en sulfates.
- Si le coefficient final est supérieur à zéro, l'aliment est considéré comme acidifiant, et s'il est négatif, l'aliment est considéré comme alcalinisant, la valeur « zéro » signant la neutralité.

Les protéines animales (viande) et les fromages fermentés sont particulièrement acidifiants (de + à - : parmesan 27,79, gruyère 21,21, cheval 14,21, thon 12,71, porc 12,44, œuf frais 7,47, maquereau 6,27, etc.).

Les légumes (de + à - : épinards crus -11,89, cresson -10,68, pomme de terre entière -6,09, scarole -6,01, carotte cuite -4,10, oignon cru -2,31, etc.), les fruits (séchés en particulier) *sont particulièrement alcalinisants* (de + à - : abricots secs -21,66, pruneau -13,38, banane -6,94, amande -4,13, pomme -1,92, noix de Grenoble 5,62, graine de tournesol grillée 36,78, etc.).

Les céréales (à manger surtout complètes) *sont moyennement acidifiantes et certaines légumineuses sont légèrement alcalinisantes* (de + à - : épeautre 10,16, sarrasin 3,43, spaghettis 3,14, lentilles 2,15, millet 2,93, tofu 1,74, riz blanc 1,55, quinoa -0,19, fèves -0,27, flocons d'avoine -1,52, etc.).

Les épices et les plantes médicinales sont particulièrement alcalinisantes, bien qu'utilisées au quotidien en petite quantité (de + à - : persil lyophilisé -108,65, menthe déshydratée -55,42, sarriette -51,11, curcuma -46,67, thym -35,48, cacao -30,70, basilic frais -10,01, gingembre frais -7,89, etc.).

ATTENTION

Il est important de ne pas se braquer systématiquement sur un aliment particulièrement acidifiant en l'évinçant proprement de vos repas. Il s'agit plutôt de le considérer dans sa fréquence de consommation et dans une quantité absorbée tolérable, l'idéal étant de l'accompagner de suffisamment d'aliments alcalinisants. De ce fait, nous privilégions l'intérêt intrinsèque et complémentaire, le « totum » de l'alimentation.

Les limites du PRAL

Le PRAL est intéressant et utile mais il ne permet pas d'être précis pour un certain nombre d'aliments.

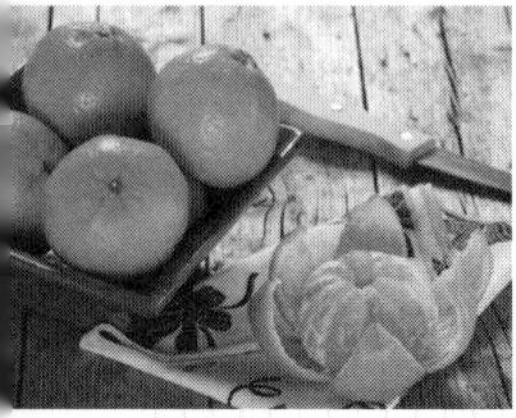

- Pour les fruits surtout et certains légumes, il ne considère pas la teneur en bicarbonates et citrates alcalinisants.
- Pour l'aspect acidifiant, les protéines sont seulement considérées, une teneur en acides aminés soufrés moyenne qui varie pourtant pour un certain nombre d'aliments protéinés.
- Il ne tient pas compte non plus de la réceptivité individuelle face aux aliments au goût acide (fruits, agrumes surtout) chez des personnes fatigables, frileuses, qui seront plutôt d'effet acidifiant par mauvaise transformation.
- Il ne tient pas compte des avantages du BIO ou clairement, la teneur en eau et en minéraux, en particulier en magnésium et en certains oligo-éléments, l'état oxydé des produits, les contenus indésirables en substances diverses (facteurs de croissance, adrénaline, acide urique, métaux lourds, médicaments, antibiotiques et pesticides, etc.) influencent modérément mais de façon sensible notre équilibre acido-basique et finalement l'indice PRAL.
- D'après les dernières recherches sur le microbiote intestinal, il est établi que la multiple flore bactérienne humaine se nourrit des protéines, des glucides et des lipides contenus dans ce que l'on mange.

Elle synthétise, transforme, détoxique et recycle ces éléments, ce qui va en modifier les caractéristiques biochimiques. Cette transformation est individuelle et aboutit à des modifications des valeurs acido-basiques des nutriments qui vont être absorbés. La vitesse de pénétration et la sélectivité des nutriments traversant la muqueuse de l'intestin vers la circulation sanguine peuvent varier par la seule présence harmonieuse ou non des familles de bactéries de notre flore.

↗ Le résidu des bactéries intestinales mortes composé entre autres de protéines (plusieurs dizaines de grammes par jour), en grande partie digéré dans la partie finale du côlon et présent en partie dans les selles sera d'un impact plus ou moins acidifiant. Il est lié à l'équilibre global des fermentations et des putréfactions dans l'intestin qui va générer un volume total variable de bactéries. Enfin, lié au volume total de bactéries, ces processus particuliers de fermentation (encouragés par l'excès des sucres « rapides ») mais aussi de putréfaction, vont générer des gaz (gaz carbonique, hydrogène sulfuré, etc.) qui, en solution dans le sang, vont se comporter comme des acides faibles ou forts.

- Un aliment isolé associé à d'autres aliments n'aura pas forcément le même PRAL car pendant la digestion, les sécrétions enzymatiques vont varier. Le transit pourra être modifié, accéléré ou ralenti, ce qui modifie la vitesse d'absorption des nutriments et la qualité des transformations digestives.

À retenir

L'indice PRAL des aliments semble tout à fait utilisable mais partiellement fiable, en particulier dans certains cas de pathologies sérieuses. C'est un outil qui frappe les esprits en permettant une sélection des bonnes associations tendant vers l'alcalinisation des repas. Il existe pourtant un questionnement scientifique sur l'impact de ce que l'on ne voit pas, les processus digestifs. Nos propres bactéries intestinales sont en partie héritées à la naissance puis s'installent dans une certaine architecture plus ou moins génératrice d'acides ou de bases. Ceci dépend d'un mode alimentaire et non d'un seul aliment. En cas de « déviance » de la flore intestinale, comme un moteur de voiture poussif, on aura besoin d'un « service » de contrôle et de réglage de la carburation au garage et la prescription d'un meilleur combustible pour retrouver une performance physiologique faiblement génératrice d'acides. Une flore intestinale même déséquilibrée est relativement stable et réagira lentement à une modification de la nutrition, en fin de compte cela agira sur ce que nos bactéries mangent électivement. Le but visé est que cette modification puisse favoriser progressivement certaines souches moins agressives et il faudra répéter l'information alimentaire pour obtenir un résultat stable. Ceci nous renvoie à la notion de terrain et à notre individualité. Les recommandations générales et les indications tout à fait importantes proposées par l'indice PRAL ne suffisent probablement pas dans certains cas pour coller aux besoins de la réalité physiologique du patient. C'est ainsi qu'un bon praticien privilégiera l'anamnèse, l'observation clinique, la tolérance et la personnalisation de son traitement.

Aliments et indice PRAL

Légumes

Olives vertes	-1,19
Wakamé (algue)	-1,34
Poireaux cuits	-1,56
Macédoine de légumes (congelée)	-1,59
Chou cuit	-1,59
Aubergine	-1,99
Oignon cru	-2,31
Poivron	-2,75
Ail cru	-2,75
Salade frisée	-3,14
Champignon	-3,58
Tomate	-3,71
Tomate rouge d'été crue	-3,71
Carotte cuite	-4,10
Courgette	-4,26
Choux de Bruxelles	-4,32
Chou-fleur cru	-4,44
Jus de tomate	-4,48
Chou cru	-4,61
Échalote crue	-4,60
Céleri cru	-5,04
Pomme de terre pelée	-5,19
Scarole	-6,01
Pomme de terre bouillie (avec la peau)	-6,09

Rhubarbe	-6,52
Fenouil cru	-7,32
Mâche	-7,53
Tomate purée	-7,76
Roquette	-7,86
Courge	-8,68
Cardon	-9,00
Raifort	-9,73
Pousses de bambou	-9,94
Cresson cru	-10,68
Pourpier cru	-10,72
Épinards crus	-11,89

Céréales et légumineuses

Haricots blancs cuits	-2,48
Flocons d'avoine	-1,52
Pois cassés	-0,97
Tofu et lait de soya	-0,8
Maïs doux	-0,65
Haricots mungo germés crus	-0,36
Fève	-0,27
Quinoa	-0,19
Graine de sésame grillée	-0,17
Huile de noix, arachide, germes de blé, tournesol, sésame, soya, maïs	-0,00
Orge cuit	0,44
Boulgour cuit	0,60

Riz brun grain moyen cuit	1,05
Couscous cuit	1,14
Riz blanc grain moyen cuit	1,55
Lentilles	2,15
Pois chiches	2,56
Pâtes	2,78
Millet cuit	2,93
Spaghetti	3,13
Sarrasin	3,43
Farine de blé	4,36
Miso (soja fermenté)	5,21
Cacahuètes salées	5,75
Épeautre	10,16
Seigle	11,95

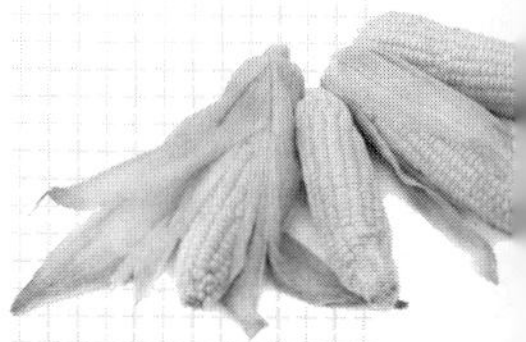

Fruits et oléagineux

Graine de tournesol grillée	36,78
Graine de courge rôtie	28,15
Graine de tournesol séchée	12,07
Noix de Brésil	8,15
Noix de Grenoble	5,62
Noix de Pécan	2,08
Myrtille	-1,04
Confiture d'abricot	-1,24
Poire	-1,7

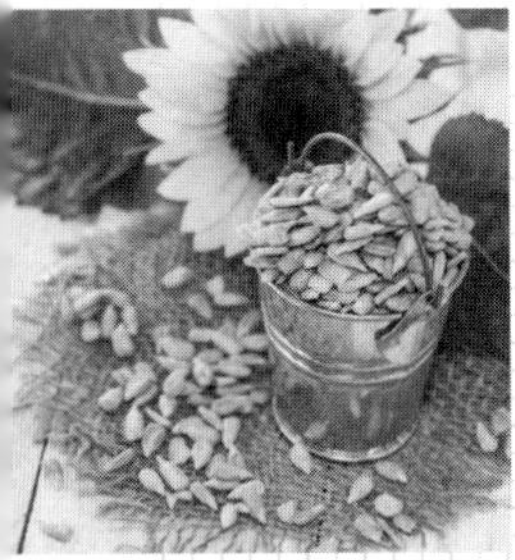

Pomme (avec la peau)	-1,92
Citron	-2,31
Ananas	-2,34
Jus de pomme	-2,38
Framboise	-2,41
Fraise	-2,54
Mûre fraîche	-2,80
Orange	-3,03
Cerise	-3,03
Nectarine	-3,05
Noisette	-3,12
Pêche	-3,12
Amande	-4,13
Abricot	-4,33
Melon	-5,07
Kiwi	-5,62
Raisin rouge	-6,09
Banane	-6,94
Avocat	-8,19
Châtaigne	-8,99
Datte séchée	-11,91
Pruneau	-13,38
Figue sèche	-14,06
Raisin sec	-14,29
Pruneau sec	-18,86
Abricot sec	-21,66

Produits animaux

Petit-lait	-1,6
Lait fermier	-0,01
Yaourt nature	0,17
Beurre fermier	0,36
Crème fraîche	0,53
Lait concentré sucré	1,08
Saucisson épicé	2,19
Petit-suisse	3,91
Blanc de dinde	4,40
Veau gras	4,96
Maquereau salé	5,13
Lard cru	5,47
Maquereau	6,27
Cordon-Bleu de poulet	6,33
Jambon tranché	6,88
Saucisse de veau	7,00
Œuf frais	7,47
Saumon Atlantique (sauvage)	7,59
Bœuf haché cru	7,72
Flétan	7,97
Flétan noir	8,66
Saucisse	8,88
Truite arc-en-ciel	9,85
Thon albacore	9,86
Crevette	10,00

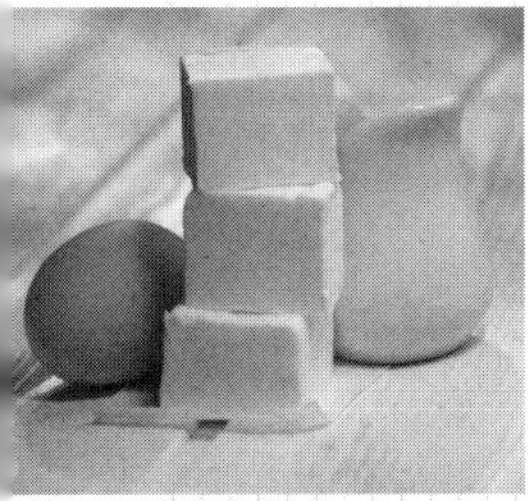

Canard rôti avec la peau	10,23
Maquereau	10,83
Salami sec	10,86
Brie	11,02
Reblochon	11,19
Fromage de chèvre	11,99
Veau haché	12,05
Sardine	12,6
Jambon	12,22
Hareng	12,39
Cuisse de poulet bouilli avec la peau	12,63
Porc haché	12,44
Thon au naturel (conserve)	12,71
Bœuf	13,04
Camembert	13,05
Longe de bœuf	13,42
Agneau (coupes diverses) 1	3,50
Cheval	14,21
Poulet rôti avec la peau	14,67
Mozzarella	14,74
Lapin rôti	15,13
Fromage de chèvre frais	15,76
Raclette	18,38
Œuf (jaune seul)	19,10
Gruyère	21,21
Emmental	21,29
Foie de veau	23,18

Comté	23,99
Bacon	25,00
Parmesan	27,79
Morue salée	29,78
Jambon fumé	90,80

Plats et divers

Vinaigre de pomme	-2,3
Miel	-0,93
Crème glacée à la fraise	-0,60
Vinaigrette maison	-0,42
Bière ordinaire	-0,11
Margarine molle	-0,07
Sucre blanc Sucre blanc	0,00
Cornichons au vinaigre	0,09
Sorbet au citron	0,12
Cola	0,42
Crème glacée à la vanille	0,50
Mayonnaise commerciale	0,60
Lait concentré sucré	1,08
Tarte aux légumes	1,15
Choucroute garnie	1,25
Bœuf oriental, légumes et riz	2,60
Lasagnes	2,87
Biscuit au sucre	3,55
Pain au levain	4,15

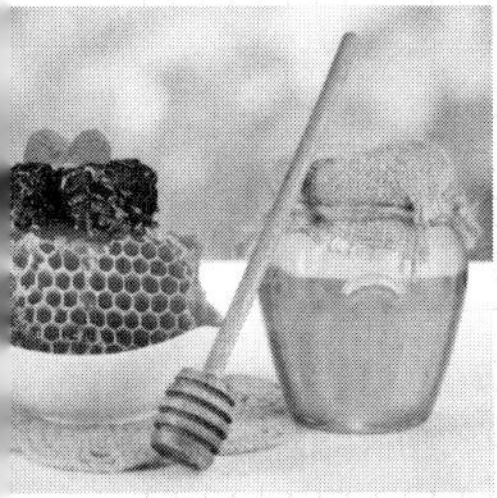

Pain aux céréales	4,55
Hot dog	5,14
Pizza viande et légumes (congelée)	5,21
Sandwich au poulet	6,23
Double hamburger au fromage	6,29
Foie gras	6,57
Sandwich au fromage et œufs	7,80
Quiche lorraine	8,10
Fondue savoyarde	9,30
Tortellinis au fromage	10,07
Longe de porc braisée	11,42
Crêpe nature (prête à manger)	13,61

Herbes médicinales et épices

Gingembre frais	-7,89
Feuilles de pissenlit crues	-7,94
Coriandre fraîche	-9,67
Basilic frais	-10,01
Persil frais	-11,13
Menthe poivrée fraîche	-12,55
Carvi (graines)	-13,33
Aneth frais	-15,49
Thym frais	-15,57
Romarin frais	-16,45
Anis (graines)	-18,17
Shiitaké séché	-20,22

Cardamome en poudre	-22,57
Coriandre (graines)	-23,21
Cannelle	-23,76
Gingembre en poudre	-24,55
Poivre noir	-25,4
Piment en poudre	-26,86
Cacao en poudre	-30,70
Clou de girofle	-31,59
Cumin	-31,98
Aneth (graines)	-33,19
Fenouil (graines)	-35,37
Thym (déshydraté)	-35,48
Paprika	-36,34
Romarin (déshydraté)	-37,43
Sauge en poudre	-46,50
Curcuma	-46,67
Marjolaine (déshydratée)	-49,30
Sarriette en poudre	-51,11
Menthe verte déshydratée	-55,42
Ciboulette lyophilisée	-59,81
Estragon (déshydraté)	-64,51
Ortie	-66,41
Aneth (déshydraté)	-74,51
Persil (déshydraté)	-81,49
Basilic (déshydraté)	-85,36
Cerfeuil (déshydraté)	-92,40
Persil lyophilisé	-108,65

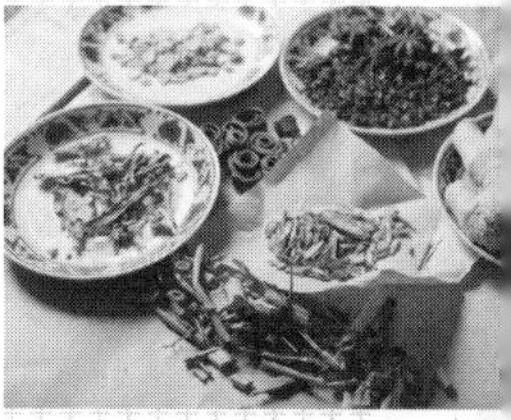

ATTENTION

Normalement, une diète composée de 70 % d'aliments alcalins et de 30 % d'aliments acides permet de maintenir le pH urinaire entre 6,5 et 7,5. Certains problèmes de santé peuvent exiger une proportion plus élevée d'aliments alcalinisants (jusqu'à 80 %).

À retenir

Une personne en bonne santé peut manger raisonnablement des aliments producteurs d'acides et acidifiants pour autant qu'elle compense avantageusement par la prise d'aliments alcalinisants.

Alimentation alcalisante

Principe général pour faciliter la digestion et l'élimination des toxines acides : pour une personne moyennement active, le repas le plus important doit être celui du petit déjeuner, le repas de midi étant moyen, le repas du soir léger. Chaque repas doit être le plus varié et le plus végétal possible en tenant compte de la tolérance intestinale en particulier, les changements doivent être introduits progressivement. On peut cependant répartir sur la journée des apports plus acidifiants alternés avec des apports alcalinisants correspondants, le bilan final de la journée demeurant conforme à l'objectif.

Au départ, il faut tenir compte de trois erreurs majeures :

- l'excès calorique, glycémique et fermentaire provoqué par l'absorption des sucres « rapides » ;
- l'excès de protéines animales (fromages fermentés et viandes) ;

↗ prioritairement, l'insuffisance d'apport des légumes et secondairement, celui des fruits.

Garder une proportion équilibrée de glucides, de lipides et de protéines en privilégiant un apport de glucides approprié, de sucres dits « lents » (ancienne appellation) à l'index glycémique et à réaction insulinique basse (légumes, fruits, céréales complètes, légumineuses) selon la pyramide alimentaire suivante. Nous recommandons ci-dessous, celle de la nutrition.fr.

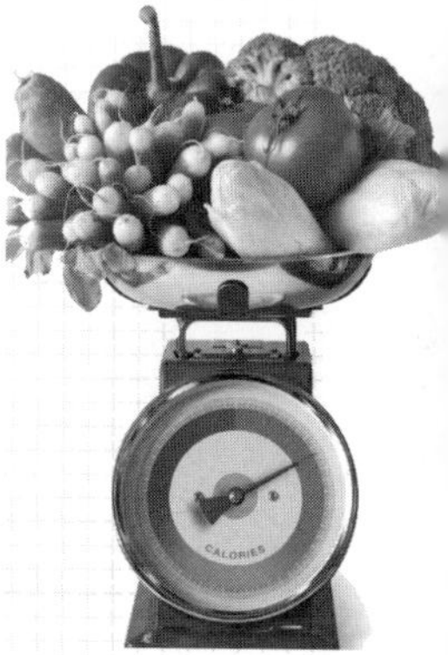

La consommation quotidienne de viande n'est pas nécessaire mais plutôt contre-productive. La fréquence de prise de deux fois par semaine est suffisante. Éviter l'excès de graisses et de protéines animales le soir. En fonction des capacités métaboliques personnelles et de la gravité des perturbations, on éliminera momentanément plus ou moins totalement les aliments acidifiants ou acides des menus. Dans ce dernier cas, ceci ne pourra se faire sur une longue durée sans risque de déséquilibre nutritionnel. C'est pourquoi nous vous demandons de consulter un thérapeute formé, un nutritionniste ou un médecin spécialisé.

4

Pour les perturbations légères et dans tous les cas en prévention, on peut accentuer sans risque la consommation d'aliments au caractère alcalin.

Les personnes brûlant correctement les acides pourront consommer des aliments au goût acide avec grand bénéfice. Ceux-ci vont libérer leurs minéraux, vitamines, oligo-éléments et enzymes ; ce sont généralement des fruits et plus particulièrement les agrumes. *Si leur combustion est correcte, les acides des fruits vont libérer des bases utilisables ; il y a vitalisation de l'organisme.* Il faut cependant tenir compte de la quantité absorbée, de l'heure de consommation et de la saison[21].

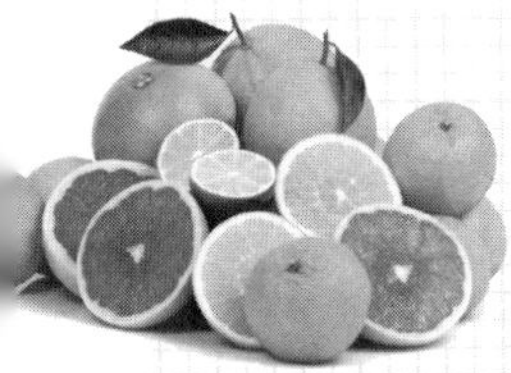

Les personnes maigres, affaiblies et intolérantes devront trouver leurs limites à la consommation des aliments au goût acide, quitte à s'en passer. Débuter avec une consommation modérée, adapter la quantité si apparition de symptômes désagréables comme : frilosité subite, fatigue, agacement dentaire, brûlure digestive... De préférence, consommer les fruits frais acides pendant la saison de production sous nos latitudes, au milieu de la journée, plutôt lorsqu'il fait chaud.

Exemples de menus et d'associations d'aliments plutôt alcalinisants

Privilégier les aliments de culture biologique.

Petit déjeuner :

- 1/2 pamplemousse + 3 tranches de pain complet + 1 c. à soupe de purée d'amande + thé vert* ou tisanes** (selon liste de plantes alcalinisantes : menthe, thym, sarriette, romarin, fenouil, etc.) édulcorés avec de la racine de réglisse ou de la stevia ou du miel.
- 1 fruit de saison + 1 yaourt soya + 2 c. à soupe de flocons d'avoine, cannelle + thé vert ou tisanes.
- 2 clémentines + 3 tranches de pain complet beurrées + 1 poignée de noisettes + thé vert.
- Muesli type suisse en mélange, pour 2 personnes : 2 yaourts lait nature ou séré frais, 1 demi-citron, 2 bananes écrasées, 2 pommes râpées entières, 2 c. à soupe de noisettes moulues, 5 c. à soupe de flocons, 5 céréales complètes, 2 c. à soupe de miel liquide, 2 c. à soupe d'huile de colza.

Privilégier la culture biologique.

4

- Lait de soya + 3 c. à soupe de céréales complètes (en flocons ou farines trempées, le mélange pouvant se cuire 10 minutes, type pudding) + cannelle/cardamome ou cacao, graines de lin moulues + bol de fruits rouges + thé vert ou tisanes ;
- 1 yaourt nature ou 1 séré + pomme râpée + cannelle + amandes moulues + germes de blé + thé vert ou tisanes.
- Soupe de légumes ou de miso ou carottes ou tomates fraîches + 2 œufs ou 50 g de viande séchée + 2 tranches de pain complet + compote de pommes + tisanes.
- 1 avocat (saupoudré de sel et curry) + 20 amandes + 3 noix de Grenoble + 5 galettes de riz + 1 pomme + 1 café.
- Semoule fraîche maison : 1/2 part céréales complètes, broyer au moulin :

Bon à savoir

Le thé vert est plus riche en antioxydants et plus sain que le thé noir qui est fermenté. En boire 2 tasses par jour est fortement conseillé. Le café du matin ou du midi est possible mais beaucoup moins antioxydant. Attention pour toutes les personnes nerveuses et sujettes à la sympathicotonie, des stimulants comme le thé et le café (théine, caféine) seront avantageusement remplacés par des plantes médicinales à visées stimulantes, moins agressives. Les herbes aromatiques et beaucoup de plantes médicinales sont très fortement alcalinisantes. Ne pas hésiter à en préparer un thermos à boire sur la journée, édulcoré avec des feuilles de stevia, de la racine de réglisse ainsi qu'un peu de miel qui sera rajouté lorsque l'infusion aura un peu refroidi.

riz, orge + 1/2 part de farine de châtaignes, cuire dans du lait de soya ou du petit-lait de vache + raisins secs + purée d'amandes ou noisettes + compote d'abricots + thé vert ou tisanes.

Recette

Infuser 5 minutes avec 1 litre d'eau chaude, 3 c. à soupe du mélange à parts égales des plantes ci-dessous, éviter l'évaporation aromatique et couvrir pendant l'infusion.

Mélange pour infusion stimulante et réchauffante YANG
Thym, sarriette, piment (1 pincée), gingembre, clous de girofle, cannelle, miel.

Mélange pour infusion plutôt digestive et rafraîchissante
Menthe poivrée, fenouil, cumin, anis, réglisse.

Mélange dépuratif et calmant YIN
Cerfeuil, estragon, romarin, coriandre, ortie, marjolaine, stevia.

Midi :

- Sandwich maison : 2 tranches de pain complet tartinées de purée d'avocat + 1 blanc de poulet sans peau + salade verte, concombre, tomate + 1 portion de fruits de saison.
- Salade verte ou mixte + filet de saumon de flétan ou de maquereau + pomme de terre à l'huile + ciboulette + compote de pruneaux, d'abricots ou de cerises parsemés d'amandes moulues.

- Soupe de légumes sauvages (ortie, ail des ours, plantain, égopode, pissenlit, berce, pommes de terre, oignons, ail) + aiguillette de canard aux abricots, choux verts braisés + 2 tranches d'ananas.
- Céleri râpé avec pommes vertes + pavé de saumon + riz basmati + pois gourmand + 2 poires au chocolat noir.
- Salade de cresson + 2 tranches de jambon + pommes de terre frites + haricots blancs + salade d'oranges avec cardamome en poudre.
- Artichauts vinaigrette + 1 steak grillé + quinoa + brocolis + poire à la cannelle.
- Soupe de potiron + gratin de patates avec fromage + salade mixte + 1 purée de pommes.
- Salade de concombres + escalopes de veau au citron + riz complet + bettes + 2 clémentines.

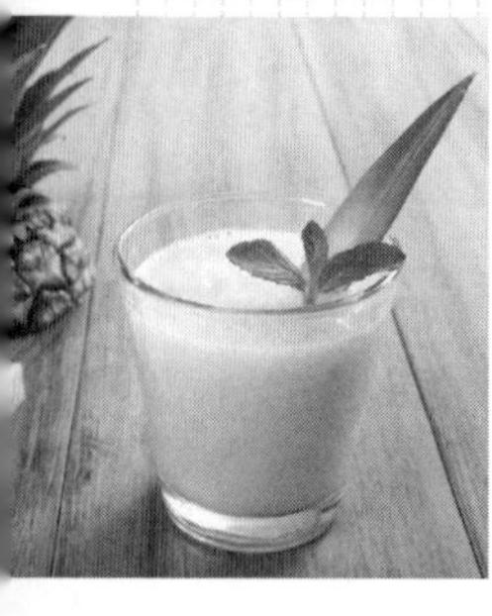

Collation :

- Fruits de saison + 2 carrés de chocolat noir + thé ou tisanes.
- 1 poignée de fruits secs type « randonnée » + 1 banane + thé ou tisanes.
- 1 smoothie maison (jus de fruits et de légumes broyés entiers).
- Fruits de saison + 1 yaourt au soya.
- 1 compote de fruits de saison.

- 1 tranche de pain complet + purée d'amande ou de noisette.
- 2 dl de jus de légumes.
- 2 carottes et beaucoup d'eau.
- 2 dl de lait de riz, de soya, d'amande ou de noisette.

Soir :

- Poireaux vinaigrette + pâtes au pesto + 1 pomme râpée parsemée de noix de coco ou d'amandes râpées.
- Omelettes aux pommes de terre + persil + salade verte + 1 grappe de raisins.
- 1 blanc de poulet grillé sans peau + ratatouille + 1 bol de cerises ou de fruits de saison.
- Soupe froide de concombre + pâtes complètes + fèves + 2 carrés de chocolat noir.
- Soupe de tomate + 2 œufs au plat + endives braisées + 1 morceau de pain complet + 1 pomme cuite à la cannelle.
- Soupe de céleri + quinoa aux légumes saupoudré d'un peu de fromage râpé + 1 banane.
- Pâtes complètes aux courgettes + huile d'olive + coriandre + 1 poire cuite avec amande râpée.
- Omelette aux pommes de terre + salade d'endives + 1 yaourt soya, coulis de fruits rouges.

↗ Melon + tofu sauce curry + châtaignes aigres-douces + 1 morceau de tarte aux fruits.

La diète alcaline liquide ou semi-liquide

Nous n'entrerons pas ici en matière sur le jeûne total par ailleurs très efficace comme processus de nettoyage des acides de l'organisme mais, nécessitant un suivi médical et difficilement applicable pendant nos activités quotidiennes.

La diète liquide consiste à boire de quelques jours à dix jours consécutifs, des jus de légumes, secondairement de fruits ou en mélange, des smoothies, du petit-lait concentré, des soupes de légumes. Le petit-lait a un pH neutre et existe sous forme de poudre. Il contient des protéines de qualité et augmente la diurèse. Il soutient activement la diète alcaline en diminuant la sensation de faim.

Au début, il est important de réduire progressivement l'alimentation solide les deux ou trois jours précédant la diète elle-même en évitant le dernier jour, les produits animaux (viandes, poissons, œufs, fromages, matières grasses). À la reprise de même : le premier jour, on consommera des crudités, des fruits, du séré ou quelques oléagineux ; le deuxième jour, on rajoutera les céréales et un peu de produits animaux ; le troisième jour, alimentation normale. Boire beaucoup de liquide et de tisanes pendant cette période (environ deux litres/jour) et bouger suffisamment. La diète alcaline devrait se faire de préférence au printemps et en automne (cures de saison) et de préférence lorsque la météo est en accord avec la saison. Cette démarche est efficace dans une moindre mesure, lorsqu'on remplace une ou plusieurs fois par semaine un repas (surtout celui du soir), par une diète semi-liquide.

> **À retenir**
>
> D'une manière générale, la diète liquide ou semi-liquide met au repos les organes digestifs. L'énergie qu'ils utilisent pour leur fonctionnement est ainsi disponible pour les fonctions de nettoyage et d'épuration, pour renforcer l'appareil immunitaire et psychique.

Les tissus profonds (tissus conjonctifs) sont sujets à un phénomène de lyse et de détoxication. Cette « autoconsommation » produit des déchets acides neutralisés tout ou en partie par les bases des aliments pris simultanément. Ce processus doit absolument être accompagné par une activité physique modérée mais régulière accélérant les échanges métaboliques (Exemple : trois-quarts d'heure de marche quotidienne). Parfois, si le pH urinaire l'indique, il faut corriger cette acidose par la prise de concentré de citrates alcalins.

L'eau et le drainage lymphatique

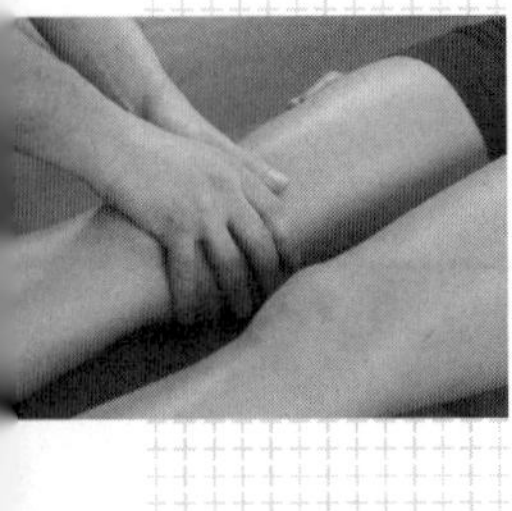

Le corps humain est composé à plus de soixante-dix pour cent d'eau. L'eau fonctionne donc comme support privilégié des échanges qu'ils soient physiques, chimiques et métaboliques. La propriété essentielle de l'eau dans la nature est manifestement l'état dynamique de son équilibre ; elle possède une individualité biologique, liée de façon précise à trois facteurs distincts :

1. La nature du milieu dans lequel, elle évolue, donc facteur chimique.
2. La vitesse d'écoulement dans le milieu en question, donc facteur cinétique.
3. La température, donc facteur thermique.

L'eau est résonateur des variations électromagnétiques et ce sont ces variations qui se répercutent sur les milieux vivants dont elles conditionnent l'équilibre physiologique. Une eau courante, devenant stagnante, subit rapidement, sans qu'il y ait d'apport extérieur, des modifications bioélectriques[22] :

1. Augmentation de la concentration en oxygène, c'est l'oxydation.
2. Baisse du pH, c'est l'acidification.
3. Effondrement de la résistance électrique, donc conduction augmentée.

Boire environ un litre et demi par jour.

Cette eau a perdu la majorité de son énergie vitale. Elle ne peut remplir complètement son rôle d'aliment vivant. *La biodisponibilité des minéraux d'une eau stagnante (nappe phréatique, eau en bouteille) est donc limitée pour les raisons décrites plus haut. C'est pourquoi nous conseillons une eau de boisson au pH neutre, faiblement minéralisée, la plus fraîche possible ou alors « vitalisée ».* Sa capacité d'élimination des déchets acides sera alors optimale. Boire environ un litre et demi par jour. Nous ne recherchons pas ici un apport spécifique en minéraux alcalins, apport fourni avantageusement par d'autres aliments ou concentrés de bases. Cependant, une eau minérale alcaline de qualité peut être consommée avec bénéfice directement à la source ; une exception à cela, l'eau alcaline « Hydroxydase » en bouteille pour cure conditionnée spécialement.

L'eau du robinet généralement dévitalisée peut être améliorée par l'adjonction de quelques gouttes de jus de citron frais, par l'introduction d'une cuillère à café d'argile par litre, remuer, attendre une heure, consommer. On peut aussi exposer l'eau de boisson au soleil quelques heures ou la magnétiser quelques minutes.

C'est le Dr Emil Vodder en 1932 qui mit au point la méthode de drainage lymphatique, ou drainage du terrain par les humeurs (DLMV). Cette méthode stimule l'immunité par action sur les ganglions lymphatiques et certains lymphocytes. Elle détoxifie les tissus profonds. *Généralement, les toxines acides se déposent d'abord et en priorité dans le tissu conjonctif, de plus en plus profondément en fonction de l'ancienneté. Le drainage lymphatique est une forme de massage doux adapté à ce type de tissus, il aide à en normaliser la fonction et la composition.* Lors des séances, durant environ une heure, la personne est particulièrement détendue. L'évacuation urinaire qui suit prouve qu'un travail d'élimination se fait. Le drainage lymphatique a donc une action sur la vitesse d'écoulement du liquide qu'est la lymphe. Il rétablit, en la stimulant, la contractibilité autorythmique des « lymphangions », sorte de pompe à reflux du système lymphatique. Nous conseillons deux ou trois séances hebdomadaires au début, puis une séance par semaine pendant un à deux mois en fonction des besoins.

La DLMV détoxifie les tissus profonds.

Les citrates alcalins

La cure de base concentrée est un élément de choix de la thérapie antiacide. D'une utilisation pratique et très efficace, elle est recommandée à toute personne déminéralisée et malade. La plupart du temps, le déséquilibre acido-basique de ces personnes est ancien et chronique. La vitalité reste insuffisante pour rétablir rapidement l'équilibre uniquement avec des mesures correctrices d'hygiène.

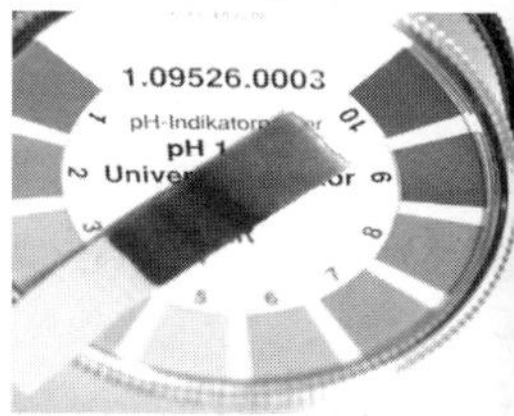

Les préparations utilisant des citrates alcalins (calcium, magnésium, potassium, sodium, fer et manganèse) en association physiologiquement équilibrée sont d'une grande biodisponibilité. Les citrates brûlent facilement dans les poumons en dégageant du CO_2 et de l'eau, en libérant les minéraux alcalins précités.

Dans les emballages du commerce se trouvent généralement des languettes de papier pH que l'on trempe de une à trois fois par jour dans l'urine, exception faite de la première miction du matin. Ceci indique par comparaison avec les couleurs de la tabelle jointe si la dose de la prise de citrates est correcte. Généralement deux prises quotidiennes suffisent. La durée de la cure peut être de quelques mois à plus d'une année, voire tout au long d'un processus pathologique tel que le cancer.

Les travaux du professeur hongrois Erik Rucka et ceux du Dr Catherine Kousmine en Suisse ont prouvé l'importance du contrôle du pH urinaire et de sa correction par les citrates alcalins dans les maladies dégénératives : « Le contrôle du pH urinaire et sa normalisation doivent faire partie de tout plan de traitement d'une maladie chronique qui peut toujours être accompagnée de perturbations métaboliques engendrant une acidification de l'organisme.[23] »

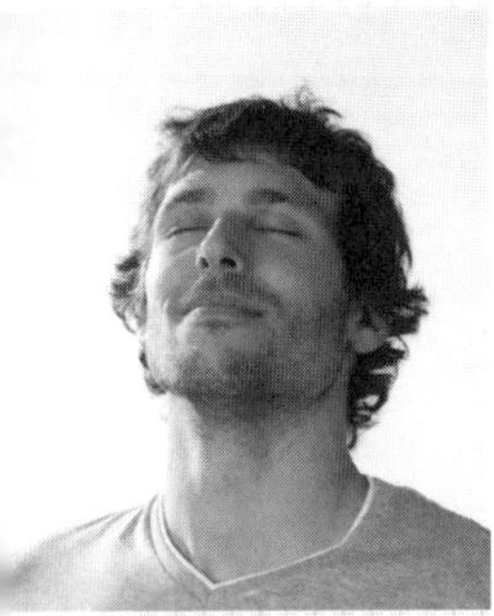

Lors de journées stressantes, lorsqu'il apparaît compliqué, par manque de temps, au travail ou en déplacement, de s'organiser pour préparer des repas alcalinisants, nous pouvons ponctuellement prendre des citrates pour équilibrer ces journées « acides ».

Relaxation, pensée positive, approche corporelle, oxygénation

Comme nous l'avons vu dans les « facteurs d'acidifications », *le stress et les sentiments destructeurs sont producteurs d'acides et en tout cas empêchent leur élimination.*

Un antidote important de ces deux comportements est la relaxation et la pensée positive. Sur le marché, nous avons une foule de méthodes que nous ne décrirons pas : le yoga, le training autogène, la sophrologie, les méditations, le Taï Chi, etc. Tout le monde devrait trouver ce qui lui convient. Dans la pratique, régularité et qualité valent mieux que quantité et effort permanent. On peut aussi intercaler quelques minutes plusieurs fois dans la journée où l'on aère les pièces, ou l'on respire profondément, lentement et régulièrement devant une fenêtre en faisant des étirements. Intercaler la marche pour aller et venir du travail, prendre toujours l'ascenseur et non les escaliers, pratiquer la promenade quotidienne une demi-heure dans les bois, etc.

Cutiver une certaine philosophie.

Cultiver une certaine philosophie permet aussi de retrouver une meilleure résonance avec les rythmes de la vie et les cycles cosmiques. Nous faisons partie d'un tout et devons développer la conscience de notre place dans la biosphère, d'abord comme jardinier de la terre puis comme jardinier de notre esprit. L'intuition peut alors (re) devenir cette « petite voix » qui a souvent raison et qui nous avait prévenus pour prendre une bonne décision.

Les médias ne nous aident pas à voir le côté positif de l'existence ? Alors tant pis, je me prends en charge et fais l'inventaire de ce qui va bien dans ma vie, il y a toujours quelque chose à considérer. Les gens négatifs, je les évite ou alors je les écoute le moins possible.

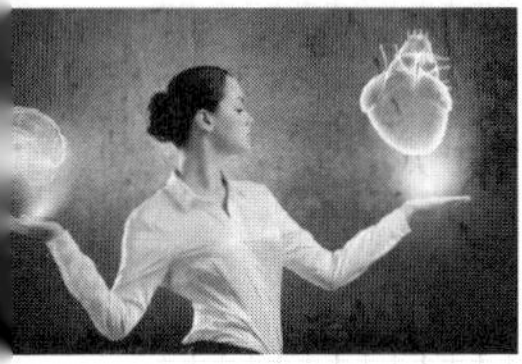

En Occident, nous avons tendance à vivre principalement à travers la mentalisation en oubliant le ressenti et les messages du corps. Par « approche corporelle », nous entendons toutes les méthodes de massage, réflexologie, acupressure, ostéopathie pratiquées avec conscience et sensibilité.

Données par un thérapeute compétent et disponible, ces techniques libèrent les tensions musculaires et psychiques, tentent de réconcilier le corps et l'esprit en rendant utilisable l'énergie de ces blocages pour une meilleure élimination toxinique et une meilleure disponibilité.

Les poumons éliminent une grande quantité des acides du corps. Cependant, nous vous rappelons qu'au niveau des poumons seront éliminés seulement les acides produisant des gaz volatils comme ceux des fruits et de certains légumes (acides citrique, oxalique, acétique, etc.). Les acides forts issus des protéines sont éliminés par les reins. Une respiration active, profonde et régulière, active cette élimination mais aussi facilite l'ensemble des échanges, la circulation sanguine, la digestion et contribue largement à une relaxation antistress. Il apparaît très important de pratiquer un sport ou une activité répétitive suffisante et nécessitant un minimum d'endurance, par exemple, une marche quotidienne assez vive d'au moins une demi-heure. En cas d'impossibilité de suivre ce conseil de base, toute une série d'exercices peuvent se pratiquer à l'intérieur dans un local aéré.

Trucs et astuces

Deux fois par jour (au lever et au coucher), offrez-vous 5 minutes de séances de respirations profondes, lentes et régulières. Accentuez l'amplitude de l'inspiration et de l'expiration. Faites une pause de 3 secondes, poumons pleins et poumons vides, contractez le ventre plusieurs fois.

En journée, prenez le temps de prendre conscience de la façon dont vous respirez. Lors des pauses ou dans les transports publics, lors des trajets, fermez les yeux en fixant le sommet de votre crâne, faites l'inventaire de vos tensions musculaires (mâchoires et épaules crispées souvent), relâchez ces tensions en gardant le focus quelques minutes, inspirez calmement, amplement, ralentissez les cycles respiratoires. Une relaxation minute extrêmement efficace, à pratiquer sur une chaise, consiste à combiner les exercices ci-dessus avec des pauses de 3 secondes, poumons pleins et poumons vides, tout en appuyant sur les paupières des yeux fermés avec les paumes des mains. Même si vous n'avez que 5 minutes pour le faire, cet exercice suffit à modifier le rythme du cerveau sur le mode Alpha.

Dernier conseil, aérez chaque jour suffisamment votre habitat, faites-y rentrer même brièvement la lumière solaire, aérez votre chambre à coucher avant de dormir, pratiquez quelques minutes de stretching sur votre lit dès que possible.

Phyto-aromathérapie, oligo-éléments et vitamines

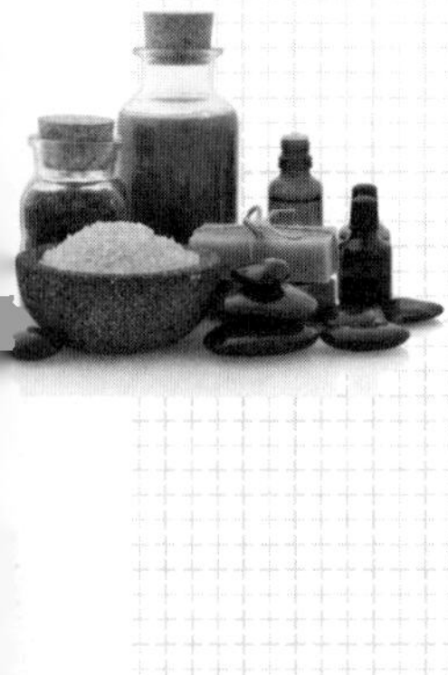

Généralités : bien que l'utilisation de ces produits puisse se faire toute l'année, nous avons tout intérêt pour en améliorer l'efficacité à respecter la saison de mise en œuvre. Le printemps et l'automne seront surtout réservés au nettoyage et au drainage phyto-aromathérapique, l'été et l'hiver étant plus spécifiques à la stimulation, à la relance et au réglage des réactions enzymatiques corporelles par l'oligo et la vitaminothérapie.

Les oligo-éléments se présentent généralement sous forme liquide en solution pure, parfois ils se trouvent mélangés à différents produits végétaux ; même chose pour les vitamines présentées souvent en gélules ou en comprimés. La phytothérapie, elle, est plus efficace sous forme d'alcoolature, d'extraits fluides, de macérations de plantes fraîches ou de spagyrie. Les principes actifs standardisés des plantes y sont plus concentrés que dans la tisane ou dans les gélules, ceci n'enlève pas vraiment l'utilité de la bonne vieille tisane bien faite car en plus des principes actifs, la quantité d'eau bue va être drainante et hydratante. Chacun d'entre nous doit pouvoir bénéficier d'une ou plusieurs plantes compagnes avec lesquelles nous pouvons entrer en résonance et qui nous aideront particulièrement. La conscience de cette aide se développe particulièrement par l'immersion dans les milieux naturels, par l'observation, le jardinage, la cueillette.

Cutiver une certaine philosophie.

Les huiles essentielles, elles sont vendues sous forme liquide ; il faut exiger une qualité garantie BIO car certains producteurs peu scrupuleux modifient l'extrait naturel par des apports synthétiques. Pour des renseignements complémentaires concernant la posologie, les précautions d'emplois, adressez-vous à vos fournisseurs (pharmacien, droguiste, magasin diététique, thérapeutes) et faites-vous suivre par un aromathérapeute compétent. *La durée d'une cure efficace sera d'environ trois semaines pour la phytothérapie (à renouveler) et un peu moins pour l'aromathérapie, respectivement six semaines pour l'oligo et la vitaminothérapie.*

Comme la vocation de ce petit livre est de donner une information succincte et synthétique sur les troubles et les traitements de l'hyperacidité tissulaire, nous allons vous exposer brièvement les principales possibilités de ces quatre méthodes complémentaires. Nous vous conseillons encore une fois d'ajuster votre traitement auprès d'un thérapeute de confiance.

Recette

Pour activer l'élimination de l'acidité, activer la diurèse, éviter la lithiase rénale, pratiquer une décoction selon le schéma suivant : mettre 3 c. à soupe des plantes choisies dans un litre d'eau froide, porter doucement à ébullition, laisser bouillir et infuser 10 minutes, filtrer. Mélange suivant à parts égales : feuilles d'ortie dioïque, racines de bardane, feuilles de frêne, racines de bugrane, rhizomes de chiendent. Boire 1 litre minimum de ce mélange par 24 heures, arrêtez la consommation vers 17 h pour passer une nuit tranquille...

Pour aller plus loin

Quelques plantes médicinales contenant des minéraux alcalinisants à consommer au quotidien ou en cure :

↗ le lithothamne ou algue rouge, à consommer sous forme de gélules en cure ou sous forme de poudre sur la nourriture ;

↗ l'ortie dioïque, fraîche en pesto, en salade ou légume cuit, séchée en tisane ou en poudre sur la nourriture ;

↗ la chlorella, une algue détoxiquante à consommer sous forme de gélules en cure ;

↗ le persil séché à saupoudrer quotidiennement sur vos plats.

La correction du terrain acide en raccourci

1. Évaluer votre tendance et vos capacités biologiques à l'égard des acides, si possible auprès d'un thérapeute compétent. Établir une anamnèse, vérifier les hypothèses et établir des priorités de soins.

2. Correction alimentaire par la diminution ou la suppression des aliments acides ou acidifiants (30 %), par l'augmentation des aliments alcalinisants (70 %).

3. Prise prolongée ou ponctuelle de citrates alcalins.

4. Apprendre à gérer le stress, favoriser l'optimisme et l'intuition, diminuer les tensions du corps et du psychisme par une approche corporelle, de la relaxation. Viser l'objectif de réconcilier le corps, l'esprit et l'environnement en réinvestissant positivement les sensations et les perceptions. Respecter les rythmes cosmiques dans vos phases d'activité et de récupération.

5. Oxygénez votre organisme par une activité physique régulière, par un focus et des exercices respiratoires spécifiques qui doivent s'intégrer systématiquement dans votre quotidien.

5. Pratiquer la diète liquide alcaline, une désintoxication par paliers.

6. Boire abondamment de l'eau faiblement minéralisée ou vitalisée de pH neutre, stimuler la circulation de la lymphe par le drainage lymphatique.

7. Utiliser adéquatement des compléments alimentaires contenant certaines vitamines et oligo-éléments, des huiles essentielles, pour stimuler les chaînes métaboliques. Pour les cures de fond, appliquer le protocole de ces prises en adéquation avec les indications de la chronobiologie avec l'aide d'un thérapeute compétent.

8. Faire des cures de plantes médicinales sous forme entière ou en extraits aromatiques pour drainer les acides. Établissez votre mélange phytothérapeutique personnalisé auprès d'un phytothérapeute compétent.

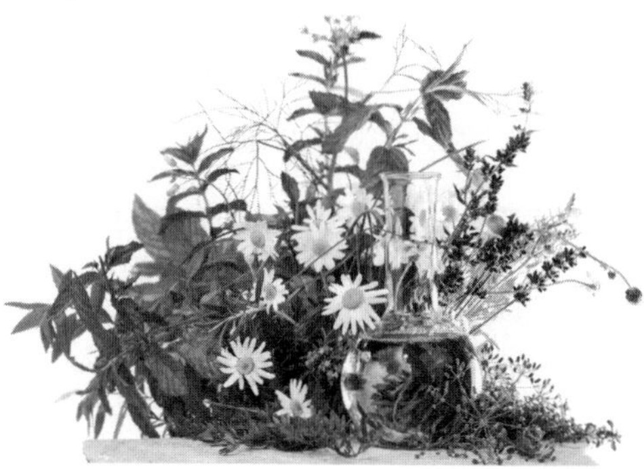

Tableau de traitements

Troubles	Oligos	Vitamines	Aroma-thérapie	Phyto-thérapie
Rhumatismes Arthroses Arthrites	Cuivre-Or-Argent, Soufre, Manganèse Cuivre, ✪	B1, B6, B12, C, PP, A, F, Ac. panthoté-nique	Genièvre, Romarin, Pin	Prêle, Ortie, Radis noir, Bouleau
Goutte Lithiase rénale	Lithium, ✪	Ac. orotique	Genièvre, Citron, Cajeput	Genièvre, Bugrane, Orthosiphon Frêne
Sciatique Névralgie, Torticolis	✪ Manganèse, Magnésium, Magnesit	B1, B6, B12	Lavande +, Marjolaine +, Citron gras	Oranger, Passiflore, Peuplier
Tachycardie, Palpitation, Hypertension essentielle	Manganèse, Iode	B1, C, D	Ylang-ylang, Lavande	Ail + aubépine, Oranger, Verveine
Irritabilité, Anxiété, Fatigue, Hyperémoti-vité, Stress	Rubidium, Manganèse, Iode, Soufre, Manganèse-Cuivre, Magnesit	Inositol, C, D, B1, B2, B5, L-trypto-phane	Basilic +, Marjolaine, Lavande, Néroli +, Oranger	Valériane, Oranger, Passiflore, Mauve
Spasmophilie, Tétanie, Crampes musculaires	Magnésium, Cuivre-Or-Argent, Phosphore, Magnesit	D, A, B1, B2	Bergamote, Estragon, Basilic	Passiflore, Anis vert, Caloment

4

Troubles	Oligos	Vitamines	Aroma-thérapie	Phyto-thérapie
Irritabilité, Anxiété, Fatigue, Hyperémotivité, Stress	Rubidium, Manganèse, Iode, Soufre, Manganèse-Cuivre, Magnesit	Inositol, C, D, B1, B2, B5, L-tryptophane	Basilic +, Marjolaine, Lavande, Néroli +, Oranger	Valériane, Oranger, Passiflore, Mauve
Décalcification, Déminéralisation, Carie dentaire	Fluor, Phosphore, ✪	A, C, D, Biotine	Citron, Romarin	Ortie, Grande consoude, Prêle
Lithiase et insuffisance hépatique, Hémorroïdes, Constipation	Soufre, Cobalt, Manganèse-Cobalt, Soufre, Magnesit ✪	C, E, B1, B2, F	Menthe, Romarin, Cyprès (usage externe uniquement)	Silybum marianum, Curcuma, Dent-de-lion, Boldo, Artichaut
Allergies, Asthme, Eczémas secs	Magnésium, Manganèse, Manganèse-Cobalt, Magnesit ✪	B2, B6, B12, C, E, F, H	Lavande, Camomille, Eucalyptus	Fumeterre, Pensée, Carline, Cassis, Viorne
Rhinites, Sinusites, Angines, Otites	Cuivre, Manganèse-Cobalt, Cuivre-Or-Argent, Manganèse, Cuivre, Soufre ✪	A, B1, B2, B3, B5, C, D	Lavande, Camomille, Eucalyptus, Géranium	Euphraise, Calendula, Guimauve, Framboisier, Echinacea

✪ Sels alcalino-basiques: par exemple *Erbasit, Nimbasit.*

Conclusion

La tendance de notre organisme à produire des acides est accentuée par les conditions de vie du XXIe siècle et par une alimentation trop animale, trop raffinée et hypercalorique. Avant qu'un Terrain ne soit acidifié comme dans le cas de pathologies chroniques et lourdes, nous pouvons intervenir à titre personnel sur une grande palette de plans de soins et de prévention.

Comme la plupart du temps, lorsqu'on considère la santé et la prévention de la maladie de façon naturelle, il convient de multiplier les approches pour augmenter les chances de succès. On ne peut tronçonner l'humain en morceaux sans risquer la carence, l'instabilité et le déséquilibre dans un traitement. Nous subissons les multiples influences du milieu dans nos vies. Ces intrants parlent directement avec notre génétique et modifient notre biologie. Des messagers de l'évolution, infiniment petits, les bactéries de nos intestins, sont en train de livrer leurs secrets. Nous sommes dépendants de ces micro-organismes qui nous rendent de fiers services et en retour, nous les abritons. Ceci souligne l'adage que « l'on a toujours besoin d'un plus petit que soi ».

Cette dépendance vient des milliards d'années d'évolution et nous relie aux fondements de la vie, à l'interdépendance des êtres et des « choses ». Nous serions bien inspirés de ne plus considérer les micro-organismes, les animaux mais aussi les plantes comme « des choses », de simples annexes dans les niveaux inférieurs de la pyramide de la vie au sommet de laquelle l'humain trônerait. Avec l'agression humaine sur l'environnement, comme sur le modèle de la pyramide alimentaire présentée, nous réduisons et fragilisons la dimension végétale de la base sur laquelle elle s'appuie. Il n'est donc pas étonnant que puisque la verdure, les forêts, la variété végétale (alcaline) s'amenuisent dans la biosphère, nos problèmes humains d'acidification augmentent. Nous avons donc tout intérêt et même le devoir comme jardinier en chef de la terre, ayant le pouvoir de vie et de mort sur « les êtres et les choses », d'entretenir de façon continue, une attitude « alcalinisante », apaisante, protectrice mais aussi prioritairement consommatrice du végétal alimentaire dont bénéficierait directement notre environnement.

Les plantes, ces « êtres » à part entière, nous ont transmis un savoir longuement aguerri par des centaines de millions de printemps. Elles ont réussi à se développer malgré des modifications climatiques extrêmes et développé des stratégies de survie, de protection, de dissémination, de concentration nutritionnelle, de partenariat dont nous faisons partie. Elles nous transmettent leurs qualités longuement acquises. En utilisant plus le végétal qui nous soigne et nous fortifie, nous contribuons à la biodiversité et à la dissémination du végétal. Tout est complémentaire dans le grand puzzle de la vie. Ce qui vient des plantes, directement issu de l'humus est particulièrement favorable aux excès de l'acidité. Les activités proches de la terre, en contact avec le sol, la verdure, l'oxygène que les plantes produisent, les cycles et le rayonnement du soleil qui les fait pousser, sont particulièrement alcalinisants. Traiter son Terrain acide ou acidifié, c'est traiter le Terrain acide ou en voie d'acidification de la Terre, c'est une attitude de Vie.

Nous devons rechercher le lien, le sens, le message dans ce qui nous arrive en regard avec ce qui nous entoure, moins d'un point de vue humain que selon les messages authentiques de la nature et de l'environnement qui permettent tout simplement la vie.

L'Humain est en train de sortir de la peur, de l'ignorance et de la dépendance alimentaire. Comme les premiers peuples pas si « primitifs » que cela, comme les premières nations dépositaires d'un savoir pratiqué par l'expérience de l'observation, nous pouvons accéder, chacun à son rythme, accompagné ou non par un thérapeute, aux attitudes génératrices de santé dans le respect de toutes les formes de vie.

Notre terre nous donnera tout ce qu'il faut pour vivre en bonne santé.

Notes

1. Cours de nutrition et d'iridologie. IHMN, 1997.
2. Souccar Th. *Le régime préhistorique.* Éd. Indigène, 2007.
3. Besson, Ph. *Acide-base : une dynamique vitale.* Éd. Jouvence, 2010.
4. Marieb E.-N. *Anatomie et physiologie humaines.* Éd. de Boeck Université, 1999.
5. www.passeportsante.net/fr
6. Roux, D. *Cours de nutrition et d'iridologie.* IHMN, 1997.
7. Kousmine, C. *Sauvez votre corps !*, Éd. Laffont, 1987.
8. Fontaine, J. *L'urgence d'une alimentation saine.* Éd. Amyris, 2013.
9. www.passeportsante.net/fr
10. Seignalet, J. *L'alimentation ou la 3e médecine.* Éd. François Xavier de Guibert, 2000.
11. Vasey, Ch. *L'équilibre acido-basique.* Éd. Jouvence, 2011.
12. www.passeportsante.net/fr
13. Vasey, Ch. *L'équilibre acido-basique.* Éd. Jouvence, 2011.
14. Kousmine, C. *Sauvez votre corps !*, Éd. Laffont, 1987.
15. www.santenatureinnovation.com
16. Fontaine, J. *L'urgence d'une alimentation saine.* Éd. Amyris, 2013.
17. Fontaine, J. *Équilibre glycémique.* Éd. Jouvence, 2002, titre épuisé.

18. www.santenatureinnovation.com

19. Fontaine, J. *Équilibre glycémique*. Éd. Jouvence, 2002, titre épuisé.

20. Fontaine, J. *L'urgence d'une alimentation saine*. Éd. Amyris, 2013.

21. Une bonne explication de ce mécanisme est donnée dans *L'équilibre acido-basique* de Ch. Vasey, Éd. Jouvence, 2011.

22. Voir les travaux en bioélectronique de L. CL. Vincent, ceux du Dr J. Rousson, du Dr Fr. A. Popp, du Pr A. Spira (Inserm) et du Dr J. Benveniste.

23. La méthode Kousmine, *Association médicale Kousmine*, Éd. Jouvence, 1989.

Bibliographie

Alimentation/compléments alimentaires

BURCKEL A. *Les bienfaits du régime crétois*. Éd. J'ai lu, 1999.

CAMPBELL, T.C. Ph.D., THOMAS M. CAMPBELL, Th.M. *Le rapport Campbell*. Éd. Ariane, 2008.

DELLUC, G., DELLUC, B., ROQUES, M. *La nutrition préhistorique*. Éd. Pilote 24, 1995.

FONTAINE, J. *L'urgence d'une alimentation saine*. Éd. Amyris, 2013.

FONTAINE, J. *Équilibre glycémique*. Éd. Jouvence, 2002, titre épuisé.

La dynamique du vivant, Science du vivant. Éd. Epidaure, 1991.

L'eau, Vol. 1 et 2, Science du vivant. Éd. Epidaure, 1991

MONTIGNAC, M. *La méthode Montignac*. Éd. France Loisirs, 2007.

PASTEUR, J.-L. *100 Traitements survitaminés pour se passer de médicaments*. Éd. First, 1991.

PFEIFFER, C. GAUTHIER, P. *Équilibre psychobiologique et oligo-aliments*. Éd. Équilibre aujourd'hui, 1988.

PICARD, H. *Utilisation thérapeutique des oligo-éléments*. Maloine, 1985.

SERFATY-LACROSNIÈRE, C. *Les secrets de l'alimentation anti-inflammatoire*. Éd. Albin Michel, 2010.

SEIGNALET, J. *L'alimentation ou la 3e médecine*. Éd. François Xavier de Guibert, 2000.

SOUCCAR Thierry. *Le régime préhistorique*. Éd. Indigène, 2007.

Détoxication

VASEY, Ch. *Manuel de détoxication*. Éd. Jouvence, 2014.

Équilibre acido-basique

BESSON, Ph. *Acide-base : une dynamique vitale.* Éd. Jouvence, 2010

DUFOUR A., DUPIN C. *Le grand livre de l'équilibre acido-basique.* Éd. France Loisir, 2011.

GARDNER, L.G. *L'équilibre acido-basique en médecine.* Éd. Vigol, 1980.

VASEY, Ch. *L'équilibre acido-basique.* Éd. Jouvence, 2011.

Pensée Kousmine

BONDIL. KAPLAN, C. *L'alimentation selon les principes de la Doctoresse Kousmine.* Éd. Robert Laffont, 1980.

KOUSMINE, C. *Soyez bien dans votre assiette.* Éd. Tchou, 1980.

KOUSMINE, C. *Sauvez votre corps !* Éd. Laffont, 1987.

La méthode Kousmine, *Association médicale Kousmine,* Éd. Jouvence, 1989.

Les 5 piliers de la santé, *Association médicale Kousmine,* Éd. Jouvence, 1993.

Techniques de santé

ALTENBACH G. et LEGRAIS B. *Immunité et biologie de l'habitat,* Éd. Jouvence, 1993.

BALZ, R. *Les huiles essentielles,* Auteur-éditeur, 1986.

COUPLAN, Fr. *Guide nutritionnel des plantes sauvages et cultivées.* Éd. Delachaux et Niestlé, 1998.

CHAPUT, M. ND. *Le traitement naturel des allergies.* Éd. Québécor, 2004.

DE BARDO, L. et B. *L'œil, messager des trois corps.* Éd. Jouvence, 1991.

DUKE, J. *Le pouvoir des plantes.* Éd. Marabout, 1997.

École Lyonnaise des plantes médicinales. Cours de phytothérapie, 2010.

Encyclopédie des plantes médicinales. Éd. Larousse, 2010.

FONTAINE, J. *Équilibre glycémique*. Éd. Jouvence, 2004.

GROSJEAN, N. *Aromathérapie*. Éd. Chiron, 1986.

MARIEB E.-N., *Anatomie et physiologie humaines*. Éd. de Boeck Université 1999.

NEU, S. K. Rensberger, K. *Les enzymes-santé*. Éd. Jouvence, 1993.

PALLARDI, P. *Les chemins du bien-être*. Éd. Fixot, 1990.

PIALOUX, J. *Le diamant chauve (Yi King)*. Éd. Celsius, 1979.

PICARD, H. *Vaincre l'arthrose*. Éd. du Rocher, 1980.

POMMIER, L. *Dictionnaire homéopathique d'urgence*, 12e éd.

PONROY, Y. *Préservez votre capital Santé*. Éd. Jouvence, 2000.

ROUX, D. *Précis d'iridologie pratique*. Éd. Edinat, 1982.

ROUX, A. *Iridologie notions fondamentales*. Éd. Edinat, 1982.

Secrets et vertus des plantes médicinales, Reader's Digest 1977.

SERVAN-SCHREIBER, D. *Guérir*. Éd. Robert Laffont, 2003.

SERVAN-SCHREIBER, D. *Anticancer*. Éd. de Noyelles 2007, 2010.

TETAU, M. BERGERET, D. *La phytothérapie rénovée*, Éd. Maloine, 1983.

VODDER, E. *Drainage lymphatique*. Spek, 1986.

WELLER, S. *Santé immunitaire naturelle*. Éd. Jouvence, 1990.

Crédits photo

© graphlight p. 11, © stokkete p. 12, © Guillaume Le Bloas p. 18, © nerthuz p. 20, © Unclesam p. 25, © Gerhard Seybert p. 29, © Piotr Marcinski p. 30, © bit24 p. 39, © pgm p. 40, © Igor Mojzes p.43, © nebari p. 46, © afxhome p. 48, © Production Perig p. 51, © Laurent Hamels p. 55, © Halfpoint p. 63, © mkrberlin p. 65, © Stasique p. 66, © mangostock p. 69, © Ocskay Mark p. 70, © Rido p. 73, © WavebreakmediaMicro p. 74, © apops p. 76, © Tijana p. 79, © eZeePics Studio p. 82, © alinamd p. 87, © HandmadePictures p. 88, © seiler p. 90, © Africa Studio p. 92, © ft2010 p. 93, © Pixel & Création p. 95, © ematon p. 96, © denio109 p. 100, © lunamarina p. 104, © Sabine p. 107, © Antonioguillem p. 108, © Sergey Nivens p. 110, © tashka2000 p. 112, © Marina Lohrbach p. 116

Dépôt légal : août 2014
IMPRIMÉ EN FRANCE

Achevé d'imprimer le 8 août 2014
sur les presses de l'imprimerie « La Source d'Or »
63039 Clermont-Ferrand
Imprimeur n° 17209

PEFC/10-31-2008

Dans le cadre de sa politique de développement durable,
La Source d'Or a été référencée IMPRIM'VERT®
par son organisme consulaire de tutelle.
Cette marque a été attribuée à l'issue d'un programme d'investissements
et d'un audit garantissant la totale récupération des déchets à des fins de recyclage.
Cet ouvrage est imprimé - pour l'intérieur - sur papier offset standard 110 g
provenant de la gestion durable des forêts,
des papeteries Arctic Paper, dont les usines ont obtenu
les certifications environnementales ISO 14001 et E.M.A.S.